Ueber
Schleim- und Eiterbildung
und
ihr Verhältnifs zur Oberhaut.

Von

Dr. Henle.

Vorgelesen in der Sitzung der Hufeland. med.-chirurg. Gesellschaft d. 16. Februar 1838.

Mit einer Kupfertafel.

(Aus Hufel. Journ. d. pr. Heilk. Bd. LXXXVI. St. 5. besonders abgedruckt.)

Berlin, bei G. Reimer
1838.

Seit das Mikroskop in den anatomischen und physiologischen Untersuchungen eine so grofse Rolle spielt, sind auch manche Versuche unternommen worden, pathologische Prozesse durch dasselbe aufzuklären und pathologische Produkte genauer zu unterscheiden. Namentlich hat sich

*) Indessen ist die schätzbare Schrift von *Vogel* über Eiter, Eiterung und die damit verwandten Vorgänge. Erl. 1838, und das 2te Heft von *Valentin's* Repertorium für 1837, welches auch einige wichtige Beiträge zur Lehre von der Eiterung und zur Pathogenie der Geschwülste enthält, erschienen. Zu einer Vergleichung unserer Ansichten, die in vielen Punkten zusammentreffen, wird sich an einem andern Orte Gelegenheit darbieten.

die Hoffnung, auf diesem Wege charakteristische Unterschiede zwischen schleimigen und eitrigen Sekreten aufzufinden, so oft sie auch fehlgeschlagen, immer wieder erneuert und gerade in den letzten Jahren durch manche vereinzelte Untersuchungen neu belebt. Leider geht es hier, wie zuweilen in der Chemie, und die Produkte, die man durch eine geringe Zahl von Thatsachen erhalten hat, lösen sich in einer gröfsern Menge derselben wieder auf. Nachdem ich mich lange Zeit mit diesem Gegenstande beschäftigt habe, mufs ich gestehn, dafs ich Eiter und *den* Schleim, von dem allein bisher die Rede war, den kopiös abgesonderten oder krankhaften nämlich, durch das Mikroskop nicht zu unterscheiden vermag; dagegen lassen sich vom Schleime selbst verschiedene Arten aufstellen, die, wie sie in ihrer Entstehungsweise von einander abweichen, auch in Beziehung auf Semiotik und auf die Natur der pathologischen Prozesse eine verschiedene Bedeutung haben müssen. Ehe ich dies weiter ausführe, sei es mir erlaubt, aus frühern Abhandlungen eine kurze Darstellung der Strukturverhältnisse des Epitheliums und der Oberhaut vorauszuschicken, auf welche das Folgende sich stützen wird.

Das Wesentliche und Allgemeinste der Struktur der Oberhaut (Epidermis und Epithelium) kann man folgendermafsen ausdrücken: Es ist eine einfache oder mehrfache Lage von Zellen, welche alle freien Oberflächen des Körpers, alle innern Flächen seiner Kanäle und Röhren, alle Wände seiner Höhlen überzieht. Sie findet sich daher auf der äufsern Haut und auf allen Schleimhäuten, von wo sie sich in die Ausführungsgänge der Drüsen und bis in die feins'en Drüsenkanälchen fortsetzt, auf der glatten Fläche der serösen Häute, auf der innern Wand des Herzens und der Gefäfse bis in die feinsten Netze derselben. Die Zellen selbst aber enthalten immer einen mehr oder minder platten, rundlichen oder ovalen Kern, der selbst wieder durch einen oder zwei kleinere, punktförmige Körnchen ausgezeichnet ist. Dieser Kern mit seinen Körnchen ist in der Form konstant; die verschiedenen Arten des Epithelium beruhen nur auf verschiedner Entwickelung der wasserhellen Zelle selbst, und hier habe ich 3 Formen unterschieden.

1) Die Zelle wiederholt im Allgemeinen die Conturen des Kerns, indem sie nur mehr oder minder weit ist, und also dem Kern entweder dicht anliegt, oder eine geräumige Blase um denselben bildet. Dies ist die Form, die ich Pflasterepithelium genannt habe. So ist die Oberhaut der Cutis, der meisten serösen Häute, der Gefäfse und Drüsenkanälchen, mit Ausnahme des Hoden, beschaffen. Ein solches findet sich auch auf den Schleimhäuten in der Nähe ihrer äufsern Aperturen, im Verdauungskanal bis zum Pylorus, in der Scheide, der untern Hälfte des Mutterhalses und der weiblichen Harnröhre, endlich auf dem Augapfel, die Hornhaut nicht ausgenommen.

2) Die Zellen haben eine konische Gestalt mit gegen die Schleimhaut gerichteter Spitze und gegen die freie Oberfläche gerichteter Basis. Sie stehn daher wie Fasern neben einander, und der Kern bildet eine Hervorragung etwa in der Mitte ihrer Länge. Dies ist das Cylinderepithelium, welches sich im Verdauungskanal vom Magen an, in den Ausführungsgän-

gen der meisten Drüsen, in der Gallenblase, endlich im ganzen männlichen Geschlechtsapparat, aufser in den Samenblasen und den Zellen der Prostata, findet.

3) Das Flimmerepithelium besteht aus ganz ähnlichen, cylinder- oder kegelförmigen Körpern, die sich nur durch die Cilien auf dem freien, breitern Ende anszeichnen. Es kömmt bekanntlich vor in den Athemorganen und den innern weiblichen Geschlechtstheilen, von der obern Hälfte des Cervix uteri an beginnend, ferner in den Ventrikeln des Gehirns und, wie ich kürzlich fand, auf der innern Fläche der Augenlieder und im Thränensack und Thränengang.

Als eine Zwischenform zwischen dem Cylinder- und Pflasterepithelium, wo die Zellen zwar gestreckt sind und senkrecht auf der Schleimhautfläche stehn, aber eine unregelmäfsige Form haben, kann man das Epithelium der Blase betrachten.

Die Epitheliumzellen stehn bald in einfacher, bald in mehrfacher, mehr oder weniger mächtiger Schicht und bilden dann mehrere Lagen. In einfacher Lage finden wir das Cylinder- und Flimmerepithelium überall und das Pflasterepithelium auf den meisten serösen Häuten, auf der innern Wand der Gefäfse und in den Drüsenkanälchen, auch auf der feinen Schleimhaut der Paukenhöhle. Auf allen andern Schleimhäuten und auf der äufsern Haut liegen die Zellen in Schichten übereinander, die bekanntlich von der Cutis und Mukosa her nachwachsen und, wie sie nach aufsen gedrängt werden, auch in ihrer Form Veränderungen erleiden. In der untersten, der Haut zunächst liegenden Schichte ist der Kern gelbröthlich und hat eine entfernte Aehnlichkeit mit Blutkörperchen. Die Zelle umschliefst hier den Kern so dicht, dafs sie oft zu fehlen scheint, vielleicht auch wirklich fehlt. Weiter nach aufsen wird der Kern mehr granulirt, blasser, auch gröfser, namentlich aber wächst die Zelle unverhältnifsmäfsig. Noch weiter nach aufsen werden nun Kern und Zelle platter, zuletzt so, dafs sie nur wie ganz feine Schüppchen erscheinen. Die Form der Zellen, anfangs rundlich, wird durch Druck der Zellen auf einander polygonal, und in den Blättchen endlich ganz unregelmäfsig. Auf der Epidermis ist in den äufsersten Schichten der Kern kaum mehr zu unterscheiden und die Blättchen oder Schüppchen kleben so an einander, dafs man ohne künstliche Behandlung und ohne den allmähligen Uebergang vor Augen zu haben, die Art ihrer Entstehung niemals errathen würde. Zugleich vertrocknen sie und bilden eine Art Rinde, eben so wie die äufseren, verholzten und vertrockneten Zellen der Pflanzen zur Rinde werden.

So weit die anatomischen Verhältnisse des Epithelium. Was die physiologischen betrifft, so ist es kaum nöthig zu erwähnen, dafs man bei der entschiedenen Form und konstanten Verschiedenheit der Epitheliumzellen die Oberhaut nicht mehr als ein unorganisirtes Produkt der Absonderung, als verhärteten Schleim oder dergleichen betrachten dürfe, obschon die Ernährung derselben durchaus abhängig ist von der gefäfsreichen Fläche, auf der sie steht und mit den Veränderungen derselben aufs genaueste zusammenhängt. Es geht vielmehr aus den angeführten Thatsachen hervor, dafs die Zellen sich auf eigenthümliche und selbstständige Weise entwickeln, indem nicht nur sie selbst an Gröfse zunehmen, was möglicherweise einer physikalischen Absorption zugeschrieben werden könnte, sondern auch der Kern in ihrem Innern an Gröſse allmählig wächst, dabei blasser wird, dann sich abplattet, bis er in den äuſsersten Zellen der Epidermis zuletzt fast verschwindet. Auch die chemische Qualität der Zellen wird bei dieser Entwickelung verändert, indem sich die tiefern Schichten in Essigsäure lösen, die oberflächlichen sowohl der Epidermis als des Pflasterepithelium aber nicht angegriffen werden. Die eigenthümliche Thätigkeit der Zellen wird auch dadurch bewiesen, daſs sie sich bald mit Pigment anfüllen, wie im Rete Malpighii des Negers und stellenweise in der Pia mater, bald Fett aufnehmen, wie die Epitheliumzellen der Haut in der Acne punctata und die Epitheliumzellen der Leber. Daſs die Cilien des Flimmerepithelium sich noch bewegen, wenn die konischen Zellen einzeln umherschwimmen, bietet einen weitern Beleg für die organische Thätigkeit der Oberhaut dar.

Zu den Absonderungen der Häute und Drüsen steht die Oberhaut in einem doppelten Verhältniſs. Indem sie sich mit Flüssigkeiten tränkt, läſst sie solche eben sowohl von innen nach auſsen, als von auſsen nach innen treten, wie man von der äuſsern Haut durch viele Erfahrungen weiſs. Hierbei verhält sie sich passiv. Daſs sie aber auch eine aktive Beziehung zu den Absonderungen habe, sprach ich bereits früher vermuthungsweise aus, da ihre Zellen deutlich sichtbare Fetttröpfchen enthalten in denjenigen Absonderungsorganen, deren Sekret eine merkliche Beimischung von Fett enthält. Eine Beobachtung, welche ich seitdem gemacht habe, erhebt diese Vermuthung fast zur Gewiſsheit.

Im Innern der Leber besteht nämlich nicht nur die innere Wand der feinsten Gallenkanälchen, sondern das ganze Parenchym, mit Ausnahme der Blutgefäfse, aus den beschriebenen Zellen *), deren Kern, von sehr konstanter Gröfse, einen Durchmesser von 0,0030—0,0033''' hat und vollkommen rund, mitunter aber etwas platt gedrückt ist. Die Zellen selbst sind durch den Druck, den sie auf einander ausüben, polygonal, meist 4- oder 5eckig, im Durchschnitt von 0,007''' Durchmesser.

Von der Oberhaut ist es bekannt, dafs in dem Maafse, wie sie sich von unten her neu erzeugt, die oberflächlichen Schichten abgestossen werden und im normalen Zustande als dünne Kleie oder Schüppchen beständig sich abschilfern. Wickelt man eine gesunde Hautstelle einige Wochen lang ein, so wird man erstaunen über die Menge von Schüppchen, die sich angesammelt haben. Durch Druck kann die Bildung neuer Epidermiszellen an der Oberfläche der Cutis vermehrt werden. Es bilden sich dann entweder Schwielen oder Hühneraugen, wenn der Druck anhaltend und heftig genug ist, um zugleich das Vorragen der verdickten Epidermis über die Körperoberfläche zu verhindern und dieselbe vielmehr tiefer in die Cutis eingedrückt wird. — Auch an gewissen Stellen der Schleimhaut findet eine ähnliche Abschuppung im normalen Zustande allmählig und beständig Statt. Die abgeschuppten Partikeln

*) Auch die Acini der Blutgefäfsdrüsen sind ganz aus sehr regelmäfsigen kernhaltigen Zellen, ähnlich denjenigen des Epithelium der serösen Häute, zusammengesetzt.

stellen sich aber nicht als trockne Schuppen dar, wie die der Epidermis, sondern als eine zähe, immer noch von sehr vieler Feuchtigkeit durchdrungne Haut, die den sogenannten schleimigen Ueberzug aller Schleimhäute bildet, so weit sie von aufsen zugänglich sind. Die äufsere Fläche des Augapfels, der Eingang der Nase, die Mund- und Rachenhöhle und die Speiseröhre, endlich auch die weibliche Scheide, sind beständig von einem solchen schleimigen Ueberzug bedeckt, der sich leicht abschaben oder abspülen läfst, und welchen, so weit es möglich ist, zu entfernen, zu den Regeln der Reinlichkeit gehört. Doch sorgt auch die Natur durch andre Prozesse für Entfernung dieses Produkts. Der Schleim- oder Epitheliumüberzug des Augapfels (denn beide Ausdrücke sind synonym) wird beständig durch gelinde, zuweilen durch vermehrte Thränenabsonderung nach der Nase abgeführt; der Schleim des Verdauungsapparats wird mit dem Inhalte desselben, den Speisen, dem Chymus, und endlich den Faeces entleert u. s. f. Von Zeit zu Zeit mag auch eine vermehrte Absonderung des Schleimsafts (wie *Burdach* sehr passend das wasserhelle Sekret der Schleimdrüsen nennt) wie auf der äufsern Haut eine vermehrte Absonderung des Schweifses Statt finden, wodurch das abgestofsne Epithelium diluirt und weggeschwemmt wird. Wir haben also hier eine *erste* Species von Schleim, welche aus der normal abgestofsenen obersten Schichte des Epithelium besteht, und dessen mikroskopische Elemente von allen andern sich sehr bestimmt dadurch unterscheiden, dafs die Zellen im Verhältnifs zu den Kernen sehr grofs und platt sind und wenig unter einander zusammenhängen. Um diese kennen zu lernen, darf man nur mit dem Nagel des Fingers leise über die Zunge oder die innere Fläche der Wangen streifen und die abgestreifte Materie, mit etwas Wasser verdünnt, unter das Mikroskop bringen. Solche Zellen finden sich auch in allen Exkreten, die über Schleimhautflächen mit stärkerm Epithelium hingeführt werden, in der Thränenflüssigkeit, dem Speichel u. s. f.

Nicht an allen Stellen, sondern nur da, wo das Epithelium in mehr oder minder mächtigen Schichten vorkömmt, findet eine solche allmähliche Abschuppung Statt. Manche Epithelien sind offenbar nicht dazu geeignet, sich zu regeneriren, wie z. B. das Epithelium seröser Säcke, welches nicht nach aufsen entfernt werden könnte. Auch das Flimmer- und Zylinderepithelium stöfst sich nur unter besondern Bedingungen ab, entweder pathologisch, wovon später, oder auch im gesunden Körper zu gewissen Perioden. So häutet sich z. B. der ganze Darmkanal des Kindes in der ersten Woche nach der Geburt, und es finden sich ganze Zottenüberzüge in dem entleerten Kothe; es häutet sich der Magen während der Verdauung, es häuten sich die weiblichen Geschlechtsorgane nach der Ausstofsung des Fötus, durch die Lochien, und zur Zeit der Menstruation. In der Menstruation nimmt immer auch die Scheide an dem Häutungsprozesse Antheil, und der Schleim, welcher durch den, dem Blutflufs vorangehenden und ihm folgenden weifsen Flufs ausgeschieden wird, enthält die abgestofsnen Epitheliumfragmente des Mutterhalses und der Scheide.

So viel von dem Schleim, welcher aus normal gebildetem und durch einen physiologischen Prozefs abgestofsenem Epithelium besteht.

Diesen werden wir künftig nicht mehr Schleim, sondern Epithelium nennen. Indem wir uns nun zu der Untersuchung des pathologisch abgesonderten, sogenannten Schleimes wenden, ist *zuerst* der einfachste Fall zu erwähnen, wo nicht die Bildung, und also auch nicht die Form des Epithelium krankhaft verändert ist, sondern die normal gebildete Oberhaut in Folge eines anderweitigen, krankhaften Prozesses abgelöst wird, wie wenn von der äufsern Haut die Epidermis, obgleich selbst gesund gebildet, durch abnorme Zustände der Cutis, Blasenbildung, Verbrennung, oder nach gewissen Ausschlägen, in gröfseren oder kleineren Stücken losgeht. Dieser Fall tritt ein:

1) durch mechanische Gewalt;

2) durch seröse Ergiefsung unter das Epithelium, in Folge von Reizung der Schleimhaut, Verbrennung u. s. f. Solche Blasenbildung auf der Zunge und dem Augapfel zu beobachten, hat man oft Gelegenheit.

3) Am Ende mancher Krankheiten der Schleimhäute, deren Aehnlichkeit mit den akuten Exanthemen der äufsern Haut schon häufig ausgesprochen ist. Da ich auf diesen Gegenstand später zurückkommen mufs, so will ich hier nur, als des auffallendsten Beispiels, der Häutung der Zunge, der Mundhöhle und Lippen, vielleicht auch des übrigen Verdauungskanals in jedem Gastricismus gedenken. Es ist die gelöste Oberhaut der Zunge, welche den charakteristischen Beleg derselben bildet. Diese Erscheinung beweist auch, dafs nicht nur die eigentlich ergriffne Stelle, sondern der ganze Tractus seine Oberhaut abstöfst, wie auch in Krankheiten der äufsern Haut, dem Scharlach

zum Beispiel, selbst wenn der Ausbruch sehr beschränkt war, oder fehlte, die Desquamation eintritt und als das eigentlich pathognomonische Zeichen gelten kann.

Es versteht sich, dafs der auf diese Weise abgesonderte Schleim nicht blofs die Elemente der äufsern Epitheliumschichte, sondern auch die kleineren Zellen der inneren Schichten enthalten kann, dafs ferner auch zylindrische Epitheliumzellen und selbst Epitheliumzellen mit flimmernden Cilien in demselben sich finden werden. Die Elemente sind dann auch nicht so vereinzelt, wie im ersten Falle, sondern nicht selten zu zusammenhängenden Hautläppchen verbunden.

Zweitens: Die Bildung der Oberhaut ist zwar pathologisch vermehrt, aber die Elemente derselben sind nicht, oder doch nicht wesentlich verändert — eine wahre Hypertrophie der Oberhaut. Durch diesen Procefs bilden sich Schwielen, sowohl auf der äufsern Haut, als auf Schleimhäuten mit starkem Pflasterepithelium (vgl. *Müller's* Archiv. 1838. p. 126), oder er äufsert sich in vermehrter Abschilferung. Hieher gehört von den eigentlich sogenannten Hautkrankheiten die Pityriasis und wahrscheinlich noch mehrere, in dem Systeme unter den Squamae aufgeführte Ausschläge, die ohne Spur von Entzündung oder Allgemeinleiden verlaufen. Aehnliche, ganz örtlich beschränkte Abschuppungen, ohne Schmerz, ohne Symptome gestörter Funktion kommen auf der Schleimhaut des Rachens und Schlundes vor. Es giebt Menschen, die, besonders des Morgens, dicke, weifsgelbliche, leicht sich lösende Sputa ausräuspern, ohne sonst irgendwie krank zu seyn. Solche Sputa bestehn aus nichts, als Epitheliumblättchen, und zwar der obersten Schichte, und sind wohl von dem Tonsillarschleime zu unterscheiden, wovon sogleich die Rede seyn wird.

Zunächst hieran schliefsen sich die Fälle, wo die Oberhaut abfällt, ehe sie ihre volle Entwicklung erreicht hat, gleichsam abortive Bildungen derselben. Man erinnere sich der weichen, feuchten Schuppen, die sich in der Nähe atonischer Fufsgeschwüre so häufig immer wieder bilden und abstofsen, der Schuppen um flechtenartige, nässende Ausschläge u. s. f. Die Elemente dieser Schuppen sind nicht so dünn, so vertrocknet, wie sonst die der Oberhaut, sie sind platt, grofs, mit deutlichem Kern, ganz wie Epitheliumschuppen, wie ja auch die Cutis an solchen Stellen durch ihre röthliche Farbe, durch Glanz und einen höhern oder geringern Grad von Feuchtigkeit (Nässen) der Schleimhaut ähnlicher wird. So kommen auch unter den Sputa, in dem Schleim der Scheide etc. unter Bedingungen, die ich nicht kenne, Epitheliumblättchen vor, die nicht die Gröfse und Plattheit des normal abgelösten Epithelium haben.

Ich komme endlich *drittens* zu dem wichtigsten Theile der Untersuchung, zu den Fällen, wo die Bildung der Oberhaut selbst von dem gesunden Verhalten abweicht und in den Auswurfsstoffen sich die abnorm beschaffenen Elemente finden. Diese sind es, die im Allgemeinen als Schleimkörperchen, Schleimkügelchen, von den Beobachtern bezeichnet wurden und die man von Eiterkügelchen zu unterscheiden sich bemüht.

In dem flüssigen Schleim der Mundhöhle, im Speichel, in flüssigem, wasserhellem Nasenschleim, auch von gesunden Menschen, kommen sparsame rundliche und im frischen Zustande leicht granulirte Körnchen vor von 0,003—0,007''' engl. Durchmesser. Man erhält sie mit wenig Epitheliumblättchen vermischt, wenn man mit einem Skalpellstiel sehr leise über die innere Wangenfläche wegfährt, in großer Menge kommen sie in dem Schleime vor, der zwischen dem Zahnfleisch und der Zahnwurzel sich anhäuft, und den man durch Druck auf das Zahnfleisch gegen den Kieferrand hin hervorpressen kann. — Bei einigen dieser Körnchen sieht man *sogleich*, nachdem man sie auf dem Objektträger, mit dem Schleimsaft oder mit Wasser verdünnt, ausgebreitet hat, einen schwach durchscheinenden, ovalen oder rundlichen Kern mit mittlerm dunkeln Nukleus; bei anderen wird dieser Kern erst nach einiger Zeit mehr oder minder deutlich. Essigsäure macht, wie *Güterbock* entdeckt hat, die Schale der Schleimkörnchen durchsichtig und löst sie endlich auf. Den Kern verändert sie aber nicht in allen auf dieselbe Weise. In bedeutender Verdünnung angewandt, macht sie ihn in einigen Schleimkörnchen nur blasser, ohne ihn weiter anzugreifen, in anderen Schleimkörnchen sieht man den Kern vom Rande aus einreißen, auf mannichfaltige Weise: am gewöhnlichsten zeigen sich an 2 gegen einander über liegenden Stellen der Peripherie, im kürzesten Durchmesser der ovalen Kerne, Einschnürungen des Randes, mehr oder weniger weit gegen das Centrum fortschreitend, so daß Figuren entstehn, wie Fig. 10.; nicht selten erhält aber die Peripherie noch einen 3ten, oder

4ten Eindruck (Fig. 11.). Bei einem Theil der Schleimkörnchen schreitet die Veränderung nicht weiter fort, bei den meisten dagegen kömmt es von den Einbiegungen des Randes aus zu wirklicher Spaltung und die einfachen Kerne sind in 2 bis 4 von 0,0009—0,002''' Durchmesser und selbst noch kleinere zerfallen *). Die kleinen, durch Spaltung des einfachen Kerns entstandenen Körperchen sind rundlich oder oval, von sehr scharfen, dunkeln Umrissen und haben eine mittlere Depression, zuweilen selbst den Anschein, als ob sie ringförmig in der Mitte durchbrochen wären. Man sieht sie, wenn die Essigsäure die äufsere Schale ganz aufgelöst hat, zu 2 und 3 mit einander verbunden umherschwimmen, bis sie sich endlich von einander lösen und zerstreuen. Wendet man concentrirte Essigsäure an, so geht die Auflösung der Schale und die Spaltung des Kerns zu schnell vor sich, um eine Beobachtung der Vorgänge, wie wir sie eben angegeben haben, zu gestatten; sie

*) Um diese allmähligen Veränderungen zu sehn, ist es nöthig, die Säure sehr diluirt (einen Tropfen auf einen Theelöffel voll Wasser) und so anzuwenden, dafs man dasselbe Schleimkörperchen während der Dauer der Einwirkung im Auge behält. Ich bediene mich dazu eines Apparats, der sich wenigstens durch Einfachheit empfiehlt, nämlich eines feinen Zwirnfadens, dessen eines Ende ich in die Flüssigkeit bringe, welche die Schleimkörperchen enthält und zugleich mit dieser mit einem dünnen Glasplättchen bedecke; auf das andere Ende des Fadens bringe ich einen Tropfen der anzuwendenden diluirten Säure, der sich nun durch die Kappillarität des Fadens ganz allmählig in die zu untersuchende Flüssigkeit verbreitet. Dadurch wird die stürmische Bewegung vermieden, die sonst, wenn man Flüssigkeiten auf dem Objectträger mischt, es so schwierig macht, einen Gegenstand fortwährend im Fokus zu erhalten.

sind daher den neuern Beobachtern, *Güterbock* und *Vogel* entgangen, deren Angaben ich im Uebrigen nur bestätigen kann. Es darf wohl kaum bemerkt werden, dafs alle Veränderungen, welche Essigsäure in den Schleimkörperchen hervorbringt, auch schon innerhalb des Körpers bewirkt werden müssen, wenn die Flüssigkeiten, welche als Vehikel der Körperchen dienen, sauer sind, wie der Speichel, Magensaft u. a.

Wir treffen also in dem Verhalten der Schleimkörperchen gegen Essigsäure 3 Stufen an, die man als eben so viele Entwickelungsstufen auffassen kann, deren Uebergang in einander nachweisbar ist. Auf der ersten Stufe unterscheiden sie sich nicht von den Epitheliumzellen der Schleim- (oder Speichel-) Drüsen, deren Schale gleichfalls in Essigsäure sich löst, deren Kern ungelöst bleibt, aber blasser wird. Die folgenden Formen sind eigenthümlich. Ich will hier gleich bemerken, dafs diese Umbildung zwei, einander entgegengesetzte Erklärungen zuläfst. Entweder sind diejenigen Kerne, die sich durch Essigsäure spalten, die unreifen, gleichsam noch nicht festgewordenen, wie zwei an einander geleimte Körper sich um so leichter trennen lassen, je frischer der Leim ist, oder die Neigung zum Zerfallen der Kerne deutet auf eine in denselben allmählig beginnende Zersetzung. so dafs diejenigen, die sich leicht spalten, die reiferen seyn würden. Da die Schleimkörperchen, wie ich an einem andern Orte gezeigt habe, aus den Drüsen stammen, und nur bei verstärkter Absonderung zugleich mit dem Sekret ausgeleert werden, so müfste man im ersten Falle annehmen, dafs die Zellen dieser Drüsen, noch ehe sie ihre völlige Entwickelung erreicht hätten, schon wieder abgestofsen würden, im zweiten Fall, dafs im Moment erhöhter Sekretion die Zellen zugleich verändert würden, so verändert, dafs sie, ohne je zu zerfallen, doch eine Neigung zum Zerfallen erhielten. Die beobachteten Thatsachen reichen nicht hin, um eine dieser beiden Hypothesen zu beweisen, indefs will ich meine Vorliebe für die erste nicht bergen, die einigermafsen dadurch gerechtfertigt seyn mag, dafs ich die spaltbaren Kerne vor der Anwendung der Essigsäure nie so grofs finde, als die nicht spaltbaren es öfters sind. Es giebt aber auch gröfsere, den Epitheliumzellen der oberflächlichen Schichten ganz ähnliche Zellen, deren Kerne durch Essigsäure zerfallen. Solche habe ich einige Mal in ausgeräusperten Sputa (aus den Tonsillen) gefunden.

Die Schleimhautdrüsen *) verhalten sich zu den Schleimhäuten, wie die Schweifsdrüsen zur äufsern Haut, und, was von den einen bekannt ist, wird mit Vortheil zur Erklärung für die andern benutzt werden. Der gesunde, ruhige Körper schwitzt nicht, und die Absonderung der Haut und ihrer Drüsen geschieht in so geringer Quantität, dafs sie nur die Haut feucht erhält und verdunstet. Physiologisch wird die Absonderung der Schweifsdrüsen unter gewissen Umständen, und auf kurze Zeit erhöht durch Hitze, Anstrengung, excitirende Gemüthsbewegungen, durch Getränke, Diaphoretica, vermindert durch Kälte, Furcht etc.; pathologisch und dauernd wird sie erhöht in vielen allge-

*) Ich nehme dies Wort in einem anderen weiteren Sinne, als das Wort Schleimdrüsen, und verstehe darunter alle Drüsen, deren Ausführungsgänge auf Schleimhäuten münden.

meinen Krankheiten, in rheumatischen Fiebern, in Schwäche- und Colliquationszuständen u. s. f. Pathologisch sinkt sie auch *unter* das normale Maafs herab und die Haut wird trocken, pergamentartig in exanthematischen Fiebern, in der Harnruhr, in Wassersuchten. In dem rasch vermehrten Sekret der äufsern Hautdrüsen kommen, beiläufig gesagt, auch wahre Schleimkörperchen vor, die schon *Leeuwenhoek* und *Asch* gekannt haben. Betrachten wir die analogen Zustände der Scheimhäute: Im ruhigen Zustande sind sie feucht, aber ohne wäfsrige Sekretion. Es giebt sehr gesunde Leute, die nie ein Schnupftuch brauchen, nie die Augen wischen, nie ausspucken. Physiologisch erhöht ist die Absonderung der Schleimhautdrüsen, z. B. der Schleimdrüsen des Mundes und der Speicheldrüsen, während des Kauens und beim Anblick guter Speisen mit leerem Magen, der Thränendrüsen in Leidenschaften u. s. f. Pathologisch findet vermehrte Schleimsaftabsonderung Statt in sogenannten Schleimfiebern, in Diarrhöen, im Status pituitosus, verminderte im ersten Stadium der Katarrhe, in entzündlichen Fiebern. Schon *Andral* nennt den Schleimflufs bei Gastrorrhöe und Enterorrhöe einen Schweifs der Schleimhaut: „il ne nous semble pas déplacé, d'avancer que de même que la peau, la muqueuse intestinale peut suer et suer abondamment, sans qu' il y ait aucune trace d'inflammation." Die Arzneikunst wird ohne Zweifel Nutzen daraus ziehn, wenn sie diese Zustände vermehrter Schleimsaftabsonderung von der sogleich zu beschreibenden Eiterung der Schleimhäute unterscheiden lernt.

Ehe ich die Schleim- und Hautdrüsen verlasse, mufs ich noch einer eigenthümlichen

Krankheit derselben erwähnen. Beim Schleim- und Schweifsflufs ist die Menge der Schleimkörperchen überhaupt nur sehr gering, und sie steht vielleicht im umgekehrten Verhältnifs zur Menge der flüssigen Absonderung. Umgekehrt können sich, ohne dafs die flüssige Sekretion auffallend vermehrt ist, die Schleim- oder Epitheliumkörperchen im Innern der Drüsen anhäufen. Ein solcher Zustand bildet auf der äufsern Haut die als Acne punctata unter den Ausschlägen aufgeführte Krankheit. Er kömmt eben so chronisch und mit eben so geringem Einflufs auf das Allgemeinbefinden in den Schleimdrüsen, namentlich oft in den Tonsillen vor. Die auf diese Weise sich ansammelnden Massen werden gewöhnlich mit grofser Mühe, ihrer Zähigkeit und ihres festen Anklebens wegen, ausgeräuspert. Sie gleichen dem Contentum der Mitesser auch darin, dafs die Zellen oft Fett und Pigment aufnehmen; daher die Sputa gelb, braun, schwarz gefärbt sind. Bei genauerer Betrachtung sieht man, dafs die Schleimkörnchen, welche diese Sputa zusammensetzen, unter sich wieder durch eine zähe Flüssigkeit zu einzelnen, kugelförmigen Massen verbunden sind, deren Form und Gröfse ohngefähr dem Lumen der Follikeln der Tonsillen entspricht.

Betrachten wir nunmehr die Verhältnisse, unter welchen sich Schleimkörperchen auf der Fläche der Schleimhäute selbst bilden. In dieser Beziehung war mir folgende Beobachtung besonders lehrreich: Eine Wahnsinnige von etwa 40 Jahren war, ohne vorher merklich brustkrank gewesen zu seyn, in einem Anfall von

Stickflufs, Paralysis pulmonum, sehr rasch gestorben. Die Sektion wurde etwa 30 Stunden nach dem Tode gemacht. Aus der Luftröhre flofs ein gelblicher, zäher, schaumiger Schleim, der Flocken von geronnenem Faserstoff und in diesen und der Flüssigkeit eine Menge von Schleimkörperchen mit in Essigsäure zerfallenden Kernen und Flimmercylindern enthielt. Die Schleimhaut der Trachea war nicht auffallend verändert. Dagegen zeigten sich die Blutgefäfse der Bronchialschleimhaut aufs Lebhafteste geröthet. Die innere Fläche der Bronchien war überzogen von einer gelblichen, leicht ablösbaren und dünnen, flockigen Haut. Diese Haut bestand: 1) aus geronnenem Faserstoff, der sich leicht in dünne, granulirte und weiche Fäden ziehen liefs, ganz wie die Faserstoffcoagula des Blutes. Er bildete gleichsam das Gerüste der Pseudomembran, in welches die folgenden Elemente eingesenkt lagen. 2) Grofse, vollkommen ausgebildete Flimmerzylinder mit deutlichen Cilien; sie waren mit den breiten Enden, einer neben dem andern, in die Faserstoffhaut hereingesenkt, ihre spitzen Enden ragten frei hervor. 3) Epitheliumkörperchen mit ovaler oder cylindrischer Zelle und mit kleinerem Kern als die Flimmercylinder; sie gehörten wahrscheinlich einer tieferen Schichte des Flimmerepithelium an und waren in der Entwicklung zu wirklichen Flimmercylindern begriffen. 4) Körnige, den Schleimkörnchen gleichende Kügelchen, mosaikartig nebeneinander geordnet, deren Kerne durch Essigsäure meistentheils ausgezackt und rissig wurden, zum Theil auch sich wirklich spalteten, zum Theil aber unverändert blieben, und das kleine, centrale Pünktchen sehr deutlich erkennen liefsen. Der Durchmesser dieser Kerne betrug 0,002 – 0,003''', in einigen nur 0,001, der Durchmesser der Zellen 0,0035 bis höchstens 0,005'''. Diese Zellen bildeten in der Pseudomembran die äufserste, der Schleimhaut zunächst liegende Schichte.

Auf der Bronchialschleimhaut selbst kamen, nachdem die Pseudomembran abgenommen war, nur noch einzelne der zuletzt beschriebenen Zellen *und sonst keine Spur eines Epithelium* mehr vor. Ich präparirte die Schleimhaut von der Rückseite möglichst rein, faltete sie alsdann so, dafs die innere, dem Epithelium zugekehrte Fläche den freien Rand bildete, und betrachtete diesen unter dem Compressorium. Die Schleimhaut erschien glatt, einfach und leicht granulirt, ohne Spur von Fasern; die zusammengefalteten und daher in spitzen Bogen verlaufenden Zellgewebefasern der Tunica nervea kehrten in einer Entfernung von 0,011''' vom Rande um; diese Distanz kann ungefähr als Maafs für die Dicke der Bronchialschleimhaut gelten (vgl. Fig. 13.).

Einige Mal ist es mir geglückt, Katarrhe der Bronchien oder der Nase im ersten Beginnen des Schleimflusses zu ertappen. In diesen Fällen habe ich immer die Elementarcylinder der flimmernden Haut, oft noch in grofsen Lappen zusammenhängend, öfter einzeln in dem übrigens klaren, wäfsrigen (rohen) Schleim gefunden; beim Schnupfen schwammen in diesem Stadium auch die Epitheliumläppchen des untern Theils der Nase als zarte Flocken in dem Auswurf. Sehr bald aber verminderte sich die Zahl der Epitheliumcylinder und Zellen, es erschienen Schleimkörnchen, mit (nach Anwendung der Essigsäure) theils einfachem, theils mehrfachem Kern, und aus den charakteristischen Schleimkörnchen mit zerfallendem Kerne bestanden dann die Sputa, auch die gekochten, während des weitern Verlaufs des Katarrhs. Die Unterschiede der Sputa in den verschiedenen Stadien gründen sich nicht sowohl auf Unterschiede der Form, als der Quantität der festen Bestandtheile, und auf die zähe, coagulirte Flüssigkeit, durch welche die Körnchen, auch wenn sie nicht dicht an einander liegen, doch so zusammengehalten werden, dafs sie hautartige Ausbreitungen oder Bläschen darstellen, aus deren Gestalt man die Bildungsstätte derselben erkennen kann. So bilden z. B. die katarrhalischen Sputa der Nase, in Wasser flottirend, zarte Häutchen, die der Lungen mehr oder weniger solide, zusammenhängende Kugeln von der Gröfse der Lungenbläschen. Die Gestalt, welche die Sputa, in Wasser schwimmend, annehmen, und namentlich die Form und Gröfse der eben erwähnten Kugeln, ist ein noch nicht hinreichend gewürdigtes diagnostisches Kennzeichen, welches besonders bei chronischen Lungenkrankheiten von Wichtigkeit ist, und den Grad der Erweiterung der Lungenzellen verräth. Die Flüssigkeit, welche die Schleimkörnchen zusammenhält, gerinnt in Wasser und zieht sich, unter dem Mikroskope betrachtet, in körnige, unregelmäfsige Fäden, nach Art des Schleims oder Speichels, wenn man ihn zwischen zwei Fingerspitzen auseinander zieht.

In späteren Stadien des Nasen- und Lungencatarrhs kommen in den Sputa gelbliche, bei auffallendem Lichte weifse Körperchen vor, von unregelmäfsiger Oberfläche, mit eingestreuten dunkeln kleinern und gröfsern bis 0,005''' messenden Körnchen, von sehr variirender Gröfse

(0,0008 — 0,045''') und eben so unbeständiger Gestalt, die kleineren rund, die gröſsten rund, oval, cylindrisch und selbst ganz unregelmäſsig. Schon durch ihren Glanz verrathen sie sich als Fettkügelchen; durch Druck läſst sich aus den gröſseren ein flüssiger öliger Bestandtheil auspressen, und es bleibt ein membranartiges Wesen zurück, das ziemlich die frühere Gestalt behält. Sie lösen sich nicht in Essigsäure, sehr leicht dagegen in Aether, und hinterlassen dann einen blassen platten, mit mittlerem Pünktchen versehenen Kern, den bekannten Kern der Zellen. Die Bildungsweise dieser fetthaltigen Zellen konnte ich nicht weiter ermitteln, doch läſst sich aus den concentrischen Streifen, welche die gröſseren kugelförmigen Zellen sehr deutlich zeigen, wohl schlieſsen, daſs ihr Wachsthum schichtweise, entweder von innen oder von auſsen, Statt findet.

In manchen Fällen zeigten sich Uebergangsstufen zwischen den eben beschriebenen Kugeln zu den gewöhnlichen Formen der Epitheliumzellen; es fanden sich nämlich auſser diesen viele mit allmählig an Gröſse zunehmender rundlicher, ovaler, polyedrischer Zelle, in welchen der Kern, auch ohne Anwendung eines chemischen Mittels deutlich war; man sah die Menge der Körnchen allmählig zunehmen und zuletzt den Kern verdecken. (Es versteht sich, daſs hier nicht von successiv erfolgenden Veränderungen in demselben Körperchen, sondern von in verschiedenen Körperchen neben einander wahrnehmbaren Stufen die Rede ist). Behandelte man diese Körperchen mit Essigsäure, so löste sich die äuſsere Haut auf, und die kleinen eingeschloſsnen Körnchen zerstreuten sich oder breiteten sich nur aus, blieben aber mittelst einer durchsichtigen Substanz verbunden (Fig. 14). Weder diese Körnchen, noch der eigentliche Zellenkern wurden von Essigsäure weiter verändert. Endlich kamen in diesem Auswurfe Kugeln vor, die ganz den eben erwähnten, fetthaltigen Zellen glichen, aber nicht so grofs geworden waren.

Es ist also wenigstens von *einigen* katarrhalischen Krankheiten erwiesen, dafs nicht das normal gebildete, bereits fertige Epithelium verändert wird, dafs auch nicht die Exsudation mit den eigenthümlichen Schleimkörnchen auf der Oberfläche des fertigen Epitheliums Statt findet, sondern dafs dies zuerst unverändert abgestofsen wird und die Bildung der pathologischen Zellen der Schleimkörnchen unterhalb desselben und zunächst auf der Schleimhaut Statt findet. Wir dürfen vielleicht voraussetzen, dafs auf *allen* Schleimhäuten, wo wir einer Absonderung von Schleimkörperchen begegnen, die nicht aus den Schleimdrüsen herrühren, eine Ablösung des normalen Epithelium vorausgegangen sey. Beim weifsen Flufs habe ich in frischen Fällen die Zahl der Epitheliumblättchen der Scheide im Verhältnifs zu der der Schleimkörnchen noch sehr grofs gefunden; später vermindert sie sich, doch fehlen sie nie völlig, weil auch die gesunden Partien der Scheide ihre Oberhaut beständig regeneriren. Beim Tripperschleim habe ich allerdings nie etwas Anderes, als Schleimkörnchen gesehn, doch mag hier das erste Stadium leicht der Beobachtung entgehen.

Ich habe früher einer Ablösung des normal gebildeten Epithelium erwähnt, welches nach gewissen krankhaften Zuständen der innern Haut erfolge. Der krankhafte Procefs kann mit dieser einmaligen Abschuppung beendet seyn, wie bei einem einfachen Gastricismus. In den Krankheiten, deren wir hier zuletzt gedachten, kam ebenfalls Abschuppung des normal gebildeten Epithelium vor, aber diese war nur der Anfang der Krankheit, oder nur das Ende ihres *ersten* Stadiums; der Abschuppung folgte eine neue Bildung, aber nicht von normalem Epithelium, sondern von pathologisch veränderten, durch Zerfallen des Kerns sich auszeichnenden Formen, die abermals ausgestofsen wurden u. s. f. Diesen Procefs sehn wir kürzere oder längere Zeit sich wiederholen; beim Schnupfen und Husten eine *bestimmte* Zeit lang, worauf, wie wir schliefsen müssen, die kranke Schleimhautfläche ihre normale Oberhaut wieder erhält, in andern Krankheiten, den sogenannten chronischen, setzt sich die Bildung der Schleimkörnchen auf den kranken Schleimhautflächen ins Unbestimmte fort. Es giebt Schleimflüsse der Bronchien, der Nase, der Augen, der Harnröhre und der weiblichen Geschlechtstheile, durch welche, nachdem sie Jahre lang gedauert, immerfort diese Schleimkörnchen und in grofser Menge, ausgestofsen werden. Nach dem Tode findet man die kranken Schleimhautflächen von Schleimkörnchen und der streifigen, koagulirenden Flüssigkeit, statt des normalen und leicht zu erkennenden Epithelium bedeckt, aber ohne Geschwür, ohne merkliche Geschwulst, nur mehr oder weniger geröthet; doch kann auch die Röthe bei chronischen Schleimflüssen fehlen.

Unserm Plane treu, sehn wir uns nach Krankheiten der äufsern Haut um, welche mit diesem Krankheitsprocesse der Schleimhäute Analogien darbieten; krankhafte Bildung der Oberhaut, Röthung der Cutis, ohne merkliche Geschwulst, ohne eigentliche Geschwürbildung und Eiterung. Wer würde nicht dabei an die Exantheme erinnert? Es sey erlaubt, ehe ich diese Analogie weiter ins Einzelne verfolge, einige Bemerkungen über die Exantheme der äufsern Haut episodisch vorauszuschicken.

In Deutschland werden die Exantheme meistens als Sekretionskrankheiten der Haut betrachtet; die französischen Aerzte halten sie für Entzündungen. Man kann dieser, zuerst von *Broussais* verfochtenen Ansicht, beitreten, ohne darum mit ihm das Specifische geradezu und überall zu läugnen. Das Specifische an den Hautkrankheiten wird bedingt theils durch den allgemeinen Krankheitsprocefs, dessen Aeufserungen eben so wohl Exantheme, als Geschwüre oder Geschwülste seyn können, theils durch die Natur des leidenden Organs, der Oberfläche der Cutis und durch ihr Verhältnifs zur Oberhaut.

Wir trennen aber von den Ausschlägen diejenigen Krankheitsprozesse, die nur das mit ihnen gemein haben, dafs sie auf der Haut auftreten, namentlich die Ecchymosen (Petechien, Purpura), die Dekolorationen, die Hypertrophie der Oberhaut (Ichthyosis) und die Geschwülste (Lupus, Molluscum u. a.).

Unter den übrigen giebt es Formen, welche, ihrer Zweideutigkeit wegen, zu der Ehre gelangt sind, in zwei Krankheitsklassen, unter den Entzündungen und Exanthemen zugleich zu figuriren, ich meine das Erythem und Erysipelas. Fassen wir sie ihrem anatomischen Charakter nach auf, als Krankheitsprozesse in der äufsern Fläche der Haut, und versuchen wir, wie weit sich aus dem Sitze die Verschiedenheit ihrer Symptome von denen phlegmonöser Entzündungen erklären läfst.

Phlegmonöse Entzündungen und Erythem entstehn sowohl aus äufsern, als aus innern Ursachen. Die äufsern Ursacheu des Erythems sind solche, die, wenn sie intensiver und also mehr in die Tiefe wirken, wirkliche Entzündung bedingen, Hitze, Verbrennungen, mechanische Reize (Raupenhaare, Friction).

Die Röthe eines entzündeten Theils hängt von der Injection seiner Kapillargefäfse ab. Sie mufs daher blasser sein, wenn sie nur von einem *einfach* flächenartig ausgebreiteten Gefäfsnetze bedingt wird. Sie verschwindet unter dem Fingerdruck, wenn derselbe hinreicht, *alle* injicirten Kapillargefäfse zu comprimiren.

Die Wärme der erythematösen Haut ist nur dem Grade nach von der phlegmonösen Wärme verschieden und steht in directem Verhältnifs zur Tiefe der Entzündung.

Geschwulst ist Folge theils der Anfüllung der Blutgefäfse, theils der Exsudation. Was die erste betrifft, so ist sie um so bedeutender, je mehr die Gefäfse dem Andrange des Bluts nachzugeben vermögen (in schlaffen Theilen) und je mehrere Schichten ausdehnbarer Gefäfse übereinander sich befinden. Die Haut ist in beiden Rücksichten weit weniger geneigt anzuschwellen, als das Zellgewebe und die parenchymatösen Organe. Von der exsudativen Geschwulst soll bei den Ausgängen die Rede seyn.

Der Entzündungsschmerz wird bei den oberflächlichen Hautentzündungen durch Jucken vertreten; Jucken ist eben die Art, wie die oberflächlichen Hautnerven auf eine mäfsige Reizung reagiren. Darum geht Jucken gewöhnlich dem Ausbruch des Schweifses durch Erhitzung voran. Uebrigens ist vom Jucken zum brennenden Schmerz ein so allmähliger Uebergang, dafs man oft nicht weifs, ob man eine Empfindung juckend oder brennend nennen soll. Eine oberflächliche Stichwunde erregt Jucken, eine tiefere Brennen. In vielen Ausschlagskrankheiten steigert sich das Jucken wirklich zum unerträglichen brennenden Schmerz. Wenn es wahr ist, was man gewöhnlich behaupten hört, dafs das Jucken einer eiternden Wunde baldige Heilung bedeute, so heifst dies nur, dafs die zur Heilung nöthige Reaktion zuletzt in der oberflächlichen Hautschichte Statt finde.

Die Neigung sich auszubreiten, ist nicht den Hautentzündungen überhaupt eigen, sondern nur denjenigen, die aus inneren Ursachen entstehn, und dann auch nicht *allein* den Hautentzündungen eigen; denn eine phlegmonöse Entzündung aus innern Ursachen breitet sich eben so wohl längs des Zellgewebes aus. Es ist begreiflich, dafs Reactionen auf örtliche Reize, örtlich, ohne Rücksicht auf Gewebe, gleichsam chirurgisch-anatomisch, Reaktionen auf allgemeine Reize in die Breite, nach den Geweben, gleichsam allgemein anatomisch erscheinen müssen.

Um einen Unterschied zwischen Erysipelas und Erythem bin ich wirklich verlegen, und ich bin, glaube ich, nicht der Einzige. Beschränkt man, mit *Rust*, den Namen Erysipelas auf die bekannte, allgemeine und fieberhafte Krankheit mit Hautentzündung, so gehört er in eine Kategorie mit Masern, Scharlach u. a., dann darf man nicht denselben Namen zugleich der allgemeinen Krankheit und dem örtlichen Symptom ertheilen, so wenig, wie man jede Röthung der Haut Scharlach nennen wird. Für diesen Fall haben wir einen besondern Namen nöthig, um das Symptom zu bezeichnen, einen Namen, der zu Erysipelas in dem Verhältnifs stehn würde, wie Quaddeln zu Urtikaria, Papeln zu Morbilli u. s. f. Diese Forderung erfüllt vollkommen der Name Erythem, welcher im weitesten Sinne eine gleichmäfsige Entzündung der Haut bedeutet. Erysipelas ist alsdann Fieber und Erythem, wie Pocken, Fieber und Pusteln, wie Masern, Fieber und Papeln. Wie es Pusteln giebt ohne Pockencontagium, Papeln ohne Masern, so Erythem ohne Erysipelas, aus äufsern und innern Ursachen. — Fassen wir aber den Unterschied zwischen Erysipelas und Erythem auf diese Weise, so zeigt sich eine neue Schwierigkeit, den Namen Pseudoerysipelas unterzubringen. Er ist daher auch von Anfang an vielen Mifsverständnissen ausgesetzt gewesen. Die einen verstehen darunter erysipelatöse Entzündungen aus äufsern Ursachen, Verbrennungen, Sonnenstich u. s. f., und nehmen ihn also ganz gleichbedeutend mit Erythem; die andern, mehr in den Sinn des Schöpfers dieses Namens eingehend, bezeichnen damit diejenige Hautentzündung, welche Folge einer tiefern Entzündung, des Unterhautzellgewebes, der Beinhaut u. s. f. ist. Aus rein zufälligen Gründen ist diese Art Hautentzündung öfter konstitutionell, als örtlich, oder wird vielmehr öfter konstitutionell gesehen, weil man bei äufseren schädlichen Einflüssen, die mit der Haut auch tiefere Organe treffen, die Entzündung der Haut vernachläfsigt. Daher kam es, dafs noch andere den Namen wieder auf eine bestimmte Krankheit, die diffuse Zellgewebeentzündung kachektischer Personen, beschränkten. In der That verdient keiner dieser Zustände eine besondere Bezeichnung, und in praxi ist eine solche vielleicht öfter schädlich, als nützlich, da sie die Untersuchung des anatomischen Charakters derselben entbehrlich zu machen scheint. Auch hier gelte die Regel, denominatio fiat a potiori, und nach demselben Prinzip, wie wir die Namen Encephalitis, Pneumonie (nicht Pseudomeningitis, Pseudopleuritis) brauchen, wohl wissend, dafs bei den Entzündungen der Organe die serösen Ueberzüge gewöhnlich mitleiden, so wird es am einfachsten seyn, bei Zellgewebeentzündung, Periostitis u. s. f. die Entzündung der Haut mit einzuschliefsen.

Behalten wir den Namen Erythem für Hautentzündung, erkennen wir an, dafs dieselbe allgemein, und zwar febrilisch und chronisch, und dafs sie örtlich seyn kann, dafs sie einen oberflächlichen Sitz haben, oder die ganze Dicke der Cutis einnehmen kann. Das Letzte kann eintreten, sowohl durch Ausbreitung (nicht Reflex) einer Entzündung tiefer liegender Theile auf die Haut, als durch Fortschreiten einer oberflächlichen Entzündung nach innen. Dafs in beiden Fällen die Symptome verschieden seyn müssen, leuchtet ein, indefs genüge es hier, dies angedeutet zu haben.

Nach diser unvermeidlichen Abschweifung kehren wir zu unserm Gegenstande zurück. Nachdem wir die Symptome des Congestionsstadiums der Hautentzündung mit denen phlegmonöser Entzündungen verglichen haben, ist die Analogie der Ausgänge in beiden nachzuweisen, und unter diesen namentlich der Exsudation.

Die Exsudation ist ihren wesentlichsten und allgemeinsten Erscheinungen nach: Ergiefsung aus den Gefäfsen eines entzündeten Gewebes. Es ist, wie man längst anerkannt hat, gleichgültig dabei, ob die Ergiefsung in die Interstitien des entzündeten Theils, oder auf seine freie Oberfläche erfolge, es ist gleichgültig, ob sie wäfsrig, eitrig, faserstoffig sey, ob sie flüssig bleibe oder gerinne. Man hat sogar die Ausschwitzung von Faserstoff und Serum auf die Oberfläche seröser und Schleimhäute als einen gewöhnlichen Ausgang der Entzündung dieser Gewebe angesehn. Nicht anders verhält sich die äufsere Haut, aber die Erscheinungen sind modificirt dadurch, dafs eine dichte, starrgewordene Oberhaut sich dem Abflusse des Exsudats widersetzt, während das Epithelium der meisten Schleim- und serösen Häute dem geringsten Andrange weicht. Zum Theil wenigstens ist dieses Verhältnifs zur Epidermis Ursache, dafs die Exsudationen auf der Hautoberfläche immer nur einzelne, verhältnifsmäfsig *kleine* Erhebungen bildet, auch wenn die Entzündung diffus und weit ausgebreitet war. Die einzelnen Exsudationen auf grofsen entzündeten Flächen sind daher selten gröfser, als die Geschwülste, die nach einem Floh- oder oberflächlichen Nadelstich entstehn.

Es ist bekannt, dafs in entzündeten Geweben die Eiterung in einzelnen Punkten beginnt, Eiterpunkte, in denen sich der Krankheitsprozeſs gleichsam concentrirt. Eine ähnliche stellenweise Concentration darf man bei den, der Eiterbildung vorangehenden Prozessen erwarten. Der Ausdruck derselben in der äuſsern Haut sind die Papulae, Exsudationen, die der Eiterbildung vorangehn, sich aber auch wieder zertheilen oder chronisch werden (induriren) können.

Ein zweiter Ausgang der Hautentzündung ist die wäſsrige Exsudation, Bildung von Bläschen, Quaddeln oder Bullae. Diese drei Formen sind nur der Gröſse nach von einander unterschieden, und die Bullae eigentlich nur zusammengeflossene Vesikeln, wie man leicht sehn kann, wenn man die Wirkung eines Vesikators vom Anfang an verfolgt. Nur bei sehr heftigen Verbrennungen sammelt sich das Exsudat so rasch an, daſs es gleich in groſsen Blasen erscheint.

Endlich geht die Hautentzündung in wirkliche Eiterung über; die Eiterpunkte bilden sich isolirt und bleiben isolirt, oder, wenn die Entzündung sehr heftig ist, so treten sie zusammen, confluiren und können selbst den Anschein oberflächlicher Geschwüre gewinnen.

Den Beschluſs dieser und anderer Hautentzündungen, auch derjenigen, welche dem Anschein nach mit Zertheilung enden, macht die Mortification oder Abschuppung der Oberhaut.

Es ist leicht zu begreifen, daſs in der Tiefe der Gewebe die Eiterpunkte sich eher vereinigen und einen Absceſs bilden müssen, als nach auſsen durchbrechen, während auf der Haut die Eiterpunkte gewöhnlich diskret bleiben, und Bläschen oder Pusteln bilden. Flieſsen sie dennoch zusammen, was häufiger bei den Vesikeln, als bei den Pusteln erfolgt, so brechen die Blasen auf, in welchen die Menge der angesammelten Flüssigkeit zu grofs ist, um zu verdunsten, während sie die Festigkeit der erhobnen Oberhaut überwindet, entleeren sich, und die Oberhaut wird in grofsen Lappen abgestofsen Die Vesikeln und Pusteln dagegen vertrocknen durch Verdunstung, und bilden Schüppchen oder Krusten, welche aus der abgestorbenen Epidermis, die früher das Exsudat bedeckte, und aus den festen Residuen des letztern bestehn, und gelöst werden, sobald die Oberhaut unter den Krusten normal regenerirt oder die Narbe gebildet ist. Vielleicht ist eine verbreitete, aber eben deshalb an jeder Stelle sparsame Exsudation Ursache der Desquamation auch in denjenigen Hautentzündungen, die dem Anschein nach ohne Ausschwitzung enden, wie Erysipelas, Erythema solare u. A. Die exsudirte Schicht würde gleichsam eine Demarkation zwischen der absterbenden und der, nach der Genesung wieder normal sich bildenden Oberhaut machen.

Warum eine Hautentzündung bald sich zertheile, bald in eine der genannten Formen von Ergiefsung, bald in Brand übergehe, dies zu beantworten gehört nicht hieher, und wenn es hieher gehörte, so glaube ich nicht, dafs eine Antwort möglich wäre. Nur soviel kann man sagen, dafs in den Ausgängen eine gewisse Stufenfolge nach der Intensität der Entzündung unverkennbar ist, erst Röthe, dann Papeln, Vesikeln oder Pusteln. Diese Zustände lassen sich nicht selten an derselben Stelle nach einander wahrnehmen; sie können alle aus derselben Ursache erfolgen, und Sonnenstich, Epispastika, machen z. B. einfaches Erythem, Lichen oder Eczema, je nachdem die Einwirkung heftiger und dauernder, oder das getroffene Subjekt reizbarer war. So erzeugt auch die Krätz milbe an demselben Individuum Papeln, Vesikeln und Pusteln. Endlich kommen auch Uebergangsstufen zwischen allen genannten Entzündungsformen vor, welche, wie nur zu oft, beweisen, dafs die Grenzen in den Büchern strenger gezogen sind, als in der Natur. Manchen Ausschlägen ist daher noch heute im System keine ruhige Stätte vergönnt, und sie wandern aus einer Klasse in die andere (Scabies, Rhupia); bei andern wurde durch Aufstellung von Species und Varietäten abgeholfen, die aber oft alle neben einander auf demselben Gliede vorkommen (Erythema papulatum, Scharlachfriesel).

Bedarf es noch eines fernern Beweises, dafs die exanthematischen Krankheiten (mit Ausschlufs der oben genannten) Entzündungen sind, Entzündungen, die man etwas unlogisch theils nach dem ersten Stadium, theils nach den Ausgängen charakterisirt hat? Betrachtet man die Exantheme (Hautentzündungen im engern Sinn, efflorescentiae) als eine Klasse, so darf man dieser nicht die Papeln, Vesikeln etc. koordiniren, sondern es sollte, wenn man diese Unterschiede zur Aufstellung von Klassen benutzen will, zugleich ausgesprochen werden, dafs nicht die Entzündungen, sondern die Ausgänge, welche die specifischen Entzündungen zu machen pflegen, das Unterscheidende sind, also: Entzündungen, die in Zertheilung und Abschuppung enden (efflorescentiae) Entzündungen, die in wäfsrige Exsudation übergehn (vesiculae, bullae), Entzündungen, die in Eiterung übergehn (pustulae). Nachdem wir übrigens von dem *Willan - Ba-*

teman'schen System den wichtigen Vortheil gezogen, in der Unterscheidung der einzelnen Formen genauer zu seyn, wäre es vielleicht an der Zeit, wieder zu der ältern, mehr logischen und mehr praktischen Eintheilung der Ausschläge, in febrilische und nicht febrilische, wenigstens für die Bildung der Klassen, zurückzukehren. Einige Verbesserungen liefsen sich dabei wohl anbringen. Es giebt eine Reihe akuter und febrilischer Exantheme, bei welchen offenbar Fieber und Ausschlag nicht abhängig von einander, sondern Wirkung einer und derselben Ursache sind. Sie sind fast alle miasmatisch, zum Theil contagiös, oder können es werden, haben einen typischen Verlauf, der sich nicht abkürzen läfst, und werden deshalb gegenwärtig fast alle nur exspectativ behandelt. Dahin gehören Erysipelas, Masern, Rötheln, Scharlach, Urticaria febrilis, febris miliaria, Pocken, Varioloiden und Varizellen (vielleicht Eczema phlyctaenoides und Herpes zoster). Es ist nicht zu läugnen, dafs trotz der verschiedenen Formen der Eruption die genannten Krankheiten unter sich mehr Verwandtschaft zeigen, als z. B. Pocken und Porrigo. Die übrigen Exantheme sind entweder örtlich, d. h. durch äufsere Bedingungen erzeugt (wozu auch die nicht direkt auf die Haut wirkenden gehören), und dann akut oder chronisch, je nach der Dauer der veranlassenden Schädlichkeit. Die akuten aber sind nicht typisch, d. h. sie haben keinen bestimmten Entwicklungsgang; sie können abgekürzt, geheilt werden, wenn es der Mühe werth ist, und wenn man vor dem Uebergang in Exsudation hinzukömmt, ganz wie die Entzündungen.

Bei den anderen, die nicht rein örtlich sind, stehn Eruption und Allgemeinleiden in einem

Causalnexus zu einander; der örtliche Ausschlag ist Folge oder Symptom eines allgemeinen Krankheitsprozesses, der sich nicht nothwendig als Exanthem äufsern mufs, sondern auch in anderen örtlichen Leiden sich reflektiren kann; das Fieber, wenn es vorkömmt, ist wieder Wirkung der örtlichen Eruption, Reizfieber. Auch diese sind zuweilen akut, d. h. rasch verlaufend, meistens aber chronisch. Wie unvermeidlich es ist, bei der Beschreibung der Ausschläge die ebenerwähnten kausalen Verhältnisse zum Grunde zu legen, haben die leidenschaftlichsten Verehrer des *Bateman*'schen Systems schon dadurch stillschweigend zugestanden, dafs sie die Syphiloiden als besondre Abtheilung aufführten. — Dabei ist es gewifs für Diagnose und Behandlung gleich wichtig, den charakteristischen Verlauf der einzelnen Ausschlagsformen genau zu bezeichnen und zu sondern, ebenso wichtig, als bei den Geschwüren das Studium ihres specifischen Charakters ist.

Bei dieser Eintheilung der Exantheme nach der Form müssen zwei Umstände berücksichtigt werden: 1) die Ausbreitung der Entzündung, und 2) die Natur des Exsudats. Von dem ersten Umstande hängt es ab, ob die Exsudationen, Papeln, Vesikeln, Pusteln, diskret oder gruppenweise erscheinen. Man kann unterscheiden:

I. Exantheme mit diffuser Entzündung. Die Exsudation scheint zuweilen zu fehlen, s. oben. Wo sie erscheint, sind die Bläschen oder Pusteln aggregirt, auf gemeinsamer, entzündeter Basis. Hier sind also nicht, wie es dem System zufolge ausgedrückt wird, die Höfe zusammen-, sondern die Exsudationen auseinander geflossen (Lichen, Morbilli, Herpes, Porrigo).

II. Exantheme mit diskreter Entzündung und diskreter Exsudation. Die entzündeten Flecke stehn entweder haufenweise zusammen (Eczema, Impetigo) oder isolirt, zerstreut (Prurigo, Scabies, Ecthyma).

Von den Squamae war bereits früher die Rede. Einige hierzu gezählte Ausschläge (Pityriasis, Ichthyosis) sind offenbar eigenthümliche Entartungen der Haut, und würden im System, so lange das Wesen der Krankheit unbekannt ist, unter den Hypertrophien oder Degenerationen aufzuführen seyn. Bei anderen, Lepra, Psoriasis, scheint allerdings Entzündung einigen Antheil zu haben, denn namentlich Psoriasis ist mit lokaler Röthe und Jucken, wenigstens interkurrent, verbunden, indeſs gestehe ich offen, daſs ich diese beiden Krankheiten in ihrem ersten Auftreten zu wenig kenne, um mir über dieselben ein Urtheil zu gestatten. Endlich ist noch einer Form von Vesikeln zu gedenken, bei deren Bildung und Verlauf es schwer seyn möchte, eine Spur von Entzündung nachzuweisen, der Sudamina nämlich. Ich kann mich nur darauf berufen, daſs auch phlegmonöse Eiterungen, die sogenannten kalten Abscesse, ohne nachweisbare Entzündung erscheinen, und zwar, wie die Sudamina, in kachektischen Körpern und in Fiebern bei sehr gesunkenen Kräften. Ob hier eine schleichende, verborgne Entzündung rasch verlaufend voranging, ob Eiterbildung ohne entzündlichen Prozeſs möglich ist? Es kann gleichgültig seyn, für welche dieser beiden Möglichkeiten sich jeder im Innern entscheidet.

Die Hautausschläge können chronisch werden, auf doppelte Weise; entweder ist die örtliche Eruption akut, aber, indem die Ursache oder allgemeine Krankheit fortdauert, erneuert sie sich an verschiedenen Stellen, so dafs gleichsam die Summe der akuten Krankheitsprocesse einen einzigen chronischen Procefs ausmachen, oder auch der örtliche Verlauf ist ein chronischer. Nur der letztere Fall beschäftigt uns hier. Es tritt aber die Umwandlung ins Chronische bei den Entzündungen überhaupt erst im Stadium der Exsudation ein, und zwar entweder durch Verhärtung oder durch Eiterung und Geschwürbildung, in beiden Fällen besteht bekanntlich ein mehr oder minder heftiger Grad von Entzündung mit der Exsudation fort und verschwindet nur in sehr langwierigen Fällen gänzlich. Induration, als chronische Form der Hautentzündung, kommt nur in seltenen Fällen von Erythem, im engeren Sinne, vor; sehr häufig dagegen Eiterung, die sich aber wieder, mannichfach maskirt, in folgenden Hauptformen darstellt.

1) Das seröse oder purulente Exsudat trocknet sammt der Oberhaut, unter der es sich angesammelt, und fällt als Kruste oder Schüppchen ab (Kruste nennen wir das vertrocknete Bläschen, wenn der trockne Rückstand des Exsudats die Hauptmasse ausmacht, Schüppchen, wenn die Exsudatschichte im Verhältnifs zur Oberhaut gering ist; es ist also zwischen Schuppen und Krusten keine strenge Grenze zu ziehn).

Die Epidermis unter derselben ist regenerirt, aber auf demselben erythematösen Fleck entstehn neue Exsudationen u. s. f. Nicht wesentlich verschieden ist der Fall, wenn die Bläschen oder Pusteln platzen, und der Inhalt mehrerer zusammenfliefst, ehe er vertrocknet. — Diese Art chronischer Eiterung erhält sich nicht leicht lange Zeit, sondern geht in die folgende über.

2) An denselben Stellen, wo die Oberhaut abgefallen oder geplatzt, und das Exsudat vertrocknet oder ausgeflossen ist, regenerirt sich die Oberhaut nicht oder unvollständig. Die Stelle bleibt roth, glänzend, nässend. Ist das Exsudat reichlich und dünn, so erhält sich dieser Zustand, wie z. B. bei Intertrigo, bei den sogenannten Salzflüssen arthritischer Personen, Krankheiten, die man wegen dieser eitrigen, frei ausfliefsenden Absonderung, und weil man das erste Stadium übersah, von den übrigen Exanthemen getrennt und zu den Entzündungen gestellt hat. Kann das Exsudat vertrocknen oder gerinnen, so bildet es Krusten, wie bei Porrigo muciflua, bei Rhupia prominens. Endlich kommen Mittelstufen vor, wo die Epidermis zwar wieder erzeugt wird, aber unvollkommen, in einzelnen, trocknen Schuppen, die sich bald wieder ablösen und mehr oder weniger den Krusten sich nähern. Nachdem die Schuppen oder Krusten abgefallen, erscheint die nässende Fläche gewöhnlich nicht ganz von Epidermis entblöfst, aber die Epidermis ist weicher, dünner und von einer Menge unregelmäfsig gestellter, sehr feiner Löcherchen durchbohrt, aus denen die Flüssigkeit hervordringt. Diese Löcher gehn wahrscheinlich bis auf die

Cutis. Diese Art chronischen Exanthems ist, gewöhnlich als Eczema beginnend, so häufig um chronische, atonische Fufsgeschwüre, dafs es wohl keiner nähern Beschreibung bedarf. — Die hier erwähnte Art von Chronischwerden ist die gewöhnlichste und kömmt bei allen Exanthemen vor. Daher sehn sich die meisten chronischen Ausschläge einander ähnlich, und die primären Exsudationsformen lassen sich nicht mehr, oder nur an der Grenze des Krankhaften gegen die gesunde Haut auffinden.

3) Wenn Exanthem Entzündung ist, so ist nichts natürlicher, als dafs beim Fortschreiten des Entzündungs-Prozesses, und namentlich der Eiterung, auch die tieferen Schichten der Haut ergriffen werden, dafs sich wahre Ulcerationen bilden. Dies geschieht bei einigen Exanthemen niemals, bei andern ist es ganz gewöhnlich. Aus jeder Intertrigo kann ein Geschwür werden; die herpetischen, impetiginösen, Krätzgeschwüre (?) sind bekannt genug; arthritische Geschwüre, die sogenannten abdominellen Fufsgeschwüre entstehn häufig aus Erythem, der primäre Schanker oft aus Vesikeln, welche platzen. Während die Varicellen kaum eine Spur von Narbe hinterlassen, die Varioloiden ganz oberflächliche, die oft sehr bald wieder ausheilen, wird durch die wahren Pocken die Haut, namentlich des Gesichts, in eine bedeutende Tiefe zerstört und der Substanzverlust nicht wieder ersetzt. *)

*) Umgekehrt haben Eiterungen tiefer gelegener Theile, selbst der Muskeln, nach Substanzverlust, bei den Vögeln und einigen Säugethieren (Kaninchen) eine gewisse Aehnlichkeit mit den Ausschlägen. Das Exsudat gerinnt nämlich sehr bald zu einer Kruste, unter welcher, als einer schützenden Decke, die ganze Heilung vor sich geht.

Am Schlusse dieser Episode mag es nicht überflüssig seyn, der Entzündung der Haar- und Fettbälge der Haut zu gedenken, die in ihren äufseren Erscheinungen den Ausgängen diskreter Hautentzündungen so ähnlich ist. Ihre häufigste Ursache ist die Anfüllung mit den oben erwähnten fett- oder pigmenthaltigen Zellen, wodurch der Ausführungsgang verstopft wird, daher sie häufig zugleich mit Acne punctata vorkommt. Es entsteht alsdann Anschwellung, die den Papeln, oder Eiterung, die den Pusteln gleicht; die Unterscheidung ist indefs leicht, da man schon mit blofsen Augen das feine Härchen, gewöhnlich spiralförmig zusammengewunden, erkennt, wenn man die Papeln abgekratzt oder die Pusteln geöffnet hat. In der Porrigo scheinen beide Arten von Entzündung zugleich vorzukommen.

Kehren wir nunmehr zur Vergleichung der pathologischen Bildung des Epithelium mit den Exanthemen der äufsern Haut zurück, so findet sich, dafs, was dort nur durch Hülfe des Mikroskops ermittelt werden konnte, sich hier schon dem blofsen Auge darstellt, die Ablösung nämlich der normalen, schon fertig gebildeten Oberhaut durch die Exsudation. Die Verschiedenheit in dem Vorgange kann vollkommen aus der verschiedenen Festigkeit und der verschiedenen Stärke der Adhäsion erklärt werden. In der That kommen auch auf den Schleimhäuten mit festerer Oberhaut, auf dem Augapfel, im Munde, Rachen und der Speiseröhre, dieselben diskreten Exsudationen vor, wie auf der äufsern Haut, Papeln, Bläschen und Pusteln. Aphthen erstrecken sich bekanntlich vom Mund bis zur Cardia, aber nicht weiter, die Hautkrankheit oder, entschiedner ausgedrückt, Hautentzündung, deren Ausgang Aphthenbildung ist, kann zugleich sich durch den Darmkanal erstrecken. Auch dieses Faktum ist bekannt genug, ja man pflegt den Aphthen nur Aufmerksamkeit zu schenken, als einem Symptom gastrischer Unordnungen „durch Sympathie" der Mund- und Magenschleimhaut. Die Sympathie erklärt sich hier, wie in vielen Fällen, allein aus dem räumlichen Fortschreiten, der Ausbreitung der Krankheit längs dem ergriffenen Systeme. Die Krankheit aber, die im Magen sich bei der Sektion als Kapillarinjektion oder Schleimhautentzündung darstellt, erhält in den höhern Theilen des Verdauungskanals den Charakter des Exanthems.

Die Schleimkörnchen, die nach Entfernung der Oberhaut die Schleimhautfläche bedecken und, wo Ausfluſs Statt findet, mit dem flüssigen Exsudat entleert werden, sind mikroskopisch nicht von den Körnchen zu unterscheiden, welche in dem Serum der Bläschen und Blasen, im Eiter der Pusteln, in der waſsrigen, aus nässenden Hautstellen hervorsickernden Flüssigkeit schwimmen und als Eiterkörnchen längst bekannt sind. Auch diese finden sich in ähnlichen Entwicklungsstufen, wie die Schleimkörnchen. Oeffnet man eine, durch ein Vesikator gebildete Blase der Oberhaut sehr früh, wenn sie erst etwa die Gröſse einer Varizellenpocke hat, so schwimmen in der aussickernden, hellen Flüssigkeit zwar schon vollkommne Eiterkörnchen, deren Kern durch Essigsaure sich spaltet, aber auch andere, mehr den Zellen der tiefern Epidermisschichten ähnliche, deren Kern von Essigsäure nicht angegriffen oder nur rissig wird.

Die Eiterkügelchen lagern sich also ebensowohl, wie die Schleimkügelchen, an der Oberfläche der entzündeten Haut ab, und werden durch die gleichzeitig ausschwitzende Flüssigkeit weggeschwemmt. Ihre Quantität im Verhältnifs zur Flüssigkeit ist sehr veränderlich. In dem Serum der Vesikeln und Blasen ist sie gering, meist aber doch bedeutender, als man nach der Klarheit des Fluidum erwarten würde. Je gröfser sie wird, um so mehr nimmt dieses das Ansehn des Eiters an, um so gelber und dickflüssiger wird dasselbe; daher Vesikeln durch Verdunstung oder vermehrte Bildung von Eiterkörperchen sich in Pusteln verwandeln. Serum und Eiter verhalten sich also zu einander, wie roher und gekochter Schleim. Die Chemie hat aufserdem die Natur der im Eiterserum aufgelösten festen Bestandtheile aufzuklären, und hier dürften sich unter den Exkreten der Exantheme wohl ähnliche Unterschiede finden, wie unter den Exkreten der Schleimhäute und serösen Häute. Ob jemals Faserstoff in Exsudationen der äufsern Haut in solcher Menge vorkomme, wie auf Schleimhäuten beim Croup und Soor, so dafs sie von selber (nicht durch blofse Verdunstung) gerinnen, wäre schon deshalb interessant zu wissen, damit man beurtheilen lernte, ob man dies Symptom beim Croup nur als mechanische Schädlichkeit oder, wie nach *Autenrieth* viele deutsche Schriftsteller gethan, als Zeichen einer eigenthümlich bösartigen, neuroparalytischen Entzündung zu fürchten habe. Dafs Kinder, auch wenn die Pseudomembran ausgehustet worden, sterben, läfst sich durch die Ausbreitung der Krankheit in die Lungen hinreichend erklären.

Ich darf die Identität der Exantheme und derjenigen Krankheiten der Schleimhäute, in welchen Schleim- oder Eiterkörperchen (denn auch diese sind identisch) auf der Fläche der Schleimhäute gebildet werden, als erwiesen ansehn. Die letzteren sollen der Kürze wegen unter dem Namen „Katarrhe" zusammengefafst werden. Wunderbar genug erstreckt sich die Analogie zwischen Exanthemen und Katarrhen selbst bis auf die Bearbeitung; auch die letzteren werden in Deutschland von Vielen als Sekretionskrankheiten, in Frankreich als Entzündungen betrachtet. Einzelne, namentlich die mit äufseren Exanthemen komplicirten, sind in neueren Zeiten auch als innere Exantheme, Enantheme, angesprochen worden. Da für uns Exanthem und Entzündung dasselbe bedeutet, so bekennen wir uns zu den beiden zuletzt genannten Ansichten zugleich. Das Verhältnifs dieser Entzündungen zu den eigentlich bei deutschen Schriftstellern sogenannten Schleimhautentzündungen ist gleich dem Verhältnifs des oberflächlichen Erythems (Erysipelas Aut.) zum phlegmonösen Erythem oder zur Entzündung des Unterhautzellgewebes. In beiden Fällen ist die Grenze nicht streng zu ziehn, sondern eine allmählige Abstufung. Katarrhe können ebensowohl zu phlegmonösen Entzündungen in der Tiefe der Schleimhaut hinzukommen, wie umgekehrt in solche übergehn.

Alles für das Erythem Bemerkte gilt für die Katarrhe mit. Auch von diesen kennt man chronische Zustände, durch Induration (Verdickung) oder dauernde Exsudation. Beispiele der letzten Art sind der chronische Tripper, Fluor albus, der chronische Lungenkatarrh. Diese Schleimflüsse sind wohl zu unterscheiden von den Schleimsaftflüssen, Sekretionskrankheiten der Schleimdrüsen, welche ohne alle Entzündung verlaufen. Allerdings kann auch bei den chronischen Katarrhen nach längerer Zeit die Entzündung sich verlieren; wie bei Exanthemen, bei Geschwüren, dennoch aber ist eine solche Krankheit für Prognose und Therapie ganz anders zu beurtheilen, als eine blofse Steigerung oder Veränderung normaler Drüsenthätigkeit. Ob auch in praxi eine Diagnose beider Zustände möglich seyn werde, läfst sich für jetzt nicht sagen, wohl aber, dafs sie gesucht werden müsse.

Um nun die Arten der innern Exantheme oder katarrhalischen Entzündungen einigermafsen zu übersehn, ist es nöthig, wie bei den Ausschlägen, zuerst diejenigen zu sondern, welche einen typischen Verlauf haben und von mehr oder minder hervortretendem Fieber begleitet sind, ohne dafs man das Fieber blofs als Folge der örtlichen Reizung ansehn könnte. Es gehören hieher diejenigen, wo Fieber und Katarrh von miasmatischen, zuweilen contagiösen Einflüssen gleichzeitig bedingt sind. Schon bei den meisten äufsern, typischen und febrilischen Exanthemen erscheinen gleichzeitig oberflächliche Schleimhautentzündungen, der Augen und Luftwege bei Masern, des Rachens und Schlundes beim Scharlach. Pocken sind auf der Conjunctiva und der Schleimhaut des Rachens und der Speiseröhre durch viele neuere Beobachtungen nachgewiesen; ist gleichzeitig die Mucosa der Luftwege und des Darms injicirt, so erinnere man sich, dafs derselbe entzündliche Procefs auf der einen Schleimhaut als Pustelbildung, auf einer andern als blofse Injektion erscheinen mufs. Gastricismus kömmt auch zusammen mit Erysipelas und mit vielen andern akuten Exanthemen vor.

Diese Fieber, wo die innern Exantheme blofs als Complikationen der äufsern auftreten, führen uns zu denjenigen, wo sie das wesentliche Symptom ausmachen. Dies findet Statt beim akuten Bronchialkatarrh und Schnupfen, bei gastrischen und katarrhalischen Fiebern mit ihren vielfältigen Abstufungen, Complicationen und Varietäten (Influenza, gelbes Fieber, hay fever), bei der Ruhr, beim Typhus (den Namen Exanthem verdienen die Darmgeschwüre gewifs eben so gut, wie die eiternden Pocken), vielleicht auch bei einigen anderen epidemischen Krankheiten früherer Jahrhunderte. Croup und Soor mögen, wenn sie epidemisch auftreten, ebenfalls hieher zu beziehen seyn, obgleich nicht zu läugnen ist, dafs wenigstens Croup ebenso häufig Ausdruck eines constitutionellen Leidens ist, da er bei demselben Kinde seine Anfälle so oft wiederholt, während eine miasmatische oder contagiöse febrilische Krankheit die Anlage für dieselbe Krankheit meist vermindert, oft ganz aufhebt. Vielleicht giebt es auch febrilische Entzündungen der Lungenschleimhaut, die typisch verlaufen, und bei denen die Aderlässe, wie *Louis* aus seiner reichen Erfahrung so gründlich bewiesen, von geringem Einflusse sind. Cholera ist Fieber mit Exanthem der Darmschleimhaut, deren Epithelium sich ablöst, wie *Böhm* gezeigt hat. Ich wiederhole nochmals, dafs ich in allen diesen Krankheiten das Exanthem nicht für das Wesentliche halte, sondern nur für eins der Symptome, in welchem sich, allerdings ziemlich constant, die durch Miasma bedingte Veränderung des Blutes äufsert. In den heftigsten Fällen tödtet dies unbekannte Etwas, wie ein Gift, ehe es zum Exanthem oder zu irgend einer bemerkbaren lokalen Veränderung der festen Theile kömmt; in anderen Fällen macht die Krankheit ihre Stadien durch, ohne, oder mit nur geringer Entzündung der Haut, wie beim Scharlach, auch beim Typhus.

Die Theilnahme der Schleimdrüsen an der Entzündung in der Schleimhaut äufsert sich im Typhus (und der Cholera) durch Anschwellung, selbst Entzündung und Verschwärung derselben. Bei katarrhalischen Entzündungen stockt in dem ersten, congestiven Stadium ihre Absonderung, so dafs die Schleimhäute selbst trockner erscheinen, als im gewöhnlichen Zustande.

Nach den genannten typisch-febrilischen Katarrhen sind die Katarrhe aus äufseren, örtlich wirkenden Ursachen (Saburralzustand, Reizhusten, gutartiger Tripper [échauffement], Blasencatarrh durch Steine u. a.), endlich die Katarrhe aus constitutionellen Ursachen zu erwähnen; die letzteren sind, wie die dyskrasischen Ausschläge, meist von chronischem Verlauf und ohne Fieber, wenn nicht später hektisches Fieber hinzukömmt. Sie kommen auf allen Schleimhäuten vor, im Tractus respiratorius, auf der Schleimhaut der Geschlechts- und Harnwerkzeuge und des Verdauungskanals, besonders des Magens. Auf eigenthümliche Weise verhält sich die Syphilis darin, dafs sie, anfangs örtlich, während ihres Verlaufes zur constitutionellen Krankheit wird und dann erst, von innen heraus, wieder örtliche Entzündungen der Schleimhäute und der äufsern Haut veranlassen kann.

Ein kurzer Rückblick auf die bis hieher entwickelten Vorgänge wird den Tadel rechtfertigen, den ich im Eingange ausgesprochen habe, dafs nämlich unter der gemeinsamen Benennung „Schleim" die verschiedenartigsten Produkte zusammengeworfen werden.

Im Allgemeinen umfafst *Schleim* alle im Organismus erzeugten und an der Oberfläche von Schleimhäuten erscheinenden festen und flüssigen Stoffe, mit Ausnahme einiger besonders charakteristischen, specifischen Absonderungen, und entspricht also, mit der äufsern Haut verglichen, allen auf ihr sich bildenden, zur Trennung von dem Körper bestimmten Stoffen, dem Schweifs, der Hautschmiere, den Schüppchen und Schuppen der Epidermis, dem Serum und Eiter.

Es wären also, um mich einer naturhistorischen Ausdrucksweise zu bedienen, in der Familie der Schleime 3 Gattungen zu unterscheiden:

a) *Epithelium*, entsprechend der Epidermis.

b) Sekret der Schleimdrüsen, entsprechend dem Schweifs und der Hautschmiere, *Schleimsaft*.

c) Eiter, oder wenn man dies harte Wort bei einem einfachen Schnupfen oder Katarrh lieber umgehn will, *puriformer Schleim*.

In jeder dieser Gattungen müfste man wieder Arten aufstellen, vom Epithelium je nach der Form der Elemente, und nach dem, seiner Bildung zu Grunde liegenden normalen oder pathologischen Prozefs; vom Schleimsaft je nach der physiologischen Natur des Sekrets, denn der Schleimsaft der verschiedenen Regionen ist sehr verschieden *). Vom Eiter je nach der

*) Die physiologische Forschung mufs hier eigentlich wieder von vorn anfangen. Bis jetzt nannte man ziemlich allgemein alle einfacheren, auf Schleimhautflächen mündenden Drüsen „Schleimdrüsen." Man erwartete sie überall, wo man während des Lebens oder nach dem Tode die Schleimhäute mit einem schleimigen Ueberzug bedeckt fand, und sah diesen als das Sekretionsprodukt der Schleimdrüsen an. Jetzt, da man weifs, dafs der schleimige Ueberzug da, wo man ihn während des Lebens sieht, abgeschupptes Epithelium und, wo man ihn nach dem Tode findet, abmacerirtes Epithelium ist, werden auch die Absonderungen der Schleimdrüsen in ihrer specifischen und mannigfaltigen Qualität richtiger aufgefafst werden. Ein Anfang ist bereits mit den Drüsen des Magens gemacht, denen nicht, oder wenigstens nicht ausschliefslich das Geschäft der Schleimabsonderung, sondern der Absonderung des Magensafts zugeschrieben wird. Zuerst hätte man sich darüber zu verständigen, was eigentlich schlechtweg Schleimsaft genannt werden sollte, denn die bisherigen Analysen, welche sich immer entweder mit Eiter, oder mit Epithelium beschäftigten, sind gänzlich unbrauchbar. Wenn es aufser den Absonderungen, die sich durch einen eigenthümlichen Stoff als specifische charakterisiren (Galle, Speichel, Harn, Samen, Magensaft), auch noch andere giebt, die auf gröfseren Strecken derselben oder auch der verschiedenen Schleimhauttraktus Statt finden und sich im Wesentlichen gleichen, so hätte man ein Recht, diese Absonderungen Schleimabsonderungen, und die Drüsen, welche ihnen vorstehen, Schleimdrüsen zu nennen. Geringe Verschiedenheiten dürften dabei vorkommen, wie ja auch der Schweifs der Achselgruben, der Gegend der Genitalien u. A. durch eigenthümlichen Geruch sich auszeichnet. Es versteht sich aber, dafs nur die Natur des Sekretes, nicht die Gestalt der Drüsen darüber entscheiden kann, welche Absonderung Schleimabsonderung sei. Die vergleichende Anatomie liefert unzählige Beispiele, dafs dieselbe Sekretion bald

Art der Absonderung, von Flächen oder aus Geschwüren; ferner je nach der Quantität der in demselben enthaltnen Körnchen, seröser Eiter oder roher Eiter und wahrer, dicker Eiter (pus bonum) oder gekochter Eiter; endlich nach der Natur des Entzündungsprozesses, Eiter und Jauche.

Wenn man sieht, dafs auf gereizten oder entzündeten Hautflächen unmittelbar, nachdem das normale Epithelium abgestofsen, neue Zellen sich bilden, die den Elementen des Epithelium so sehr verwandt sind; wenn man ferner erfährt, dafs diese Zellen von den wahren Eiterkügelchen durchaus nicht verschieden sind: was liegt dann näher, als die Eiterkörperchen für kranke Epitheliumzellen, Eiterung für pathologische Oberhautbildung zu halten, und weiterhin jede Absonderung der Schleimhautdrüsen, wodurch

von einer zusammengesetzten, acinösen Drüse, bald von mehreren, einfachen oder verzweigten Drüsen vollzogen werden kann. Um bei dem gegenwärtigen Mangel an Thatsachen nicht zu sehr in allgemeine Betrachtungen mich zu verlieren, will ich nur kurz durch ein Beispiel, oder wenn man will, eine Hypothese, andeuten, wie der Gegenstand aufgefafst werden könnte. Es könnten als einfache Schleimdrüsen die Lippen- und Wangendrüsen, die Drüsen der Trachea und Bronchien, die Darmdrüsen, die Cowperschen Drüsen, die Drüsen der Scheide (?) gelten, als zusammengesetzte Schleimdrüsen die Thränendrüse, Prostata u. s. f. (entsprechend den zusammengesetzten Hautdrüsen vieler Säugethiere und Vögel.) Es könnte aber ebenso leicht geschehen, dafs die Lippen- und Wangendrüsen als einfache Speicheldrüsen zu deuten wären, wenn ihr Sekret dem Speichel gleicht, dafs das Sekret der Darmdrüsen ganz eigenthümlicher Art wäre u. s. f.

Schleimkörnchen entleert werden, für einen der Eiterung oder krankhaften Oberhautbildung verwandten Prozefs zu erklären? Beides würde voreilig seyn, denn nach unsern Begriffen von Eiterbildung kann man das in vermehrter Quantität abgesonderte, normale Sekret einer Drüse nicht für Eiter erklären und auf der andern Seite entstehn Eiterkörnchen ebensowohl, wie auf Hautflächen und offnen Wunden, auch in geschlofsnen Abscessen, wo die Annahme, dafs eine unvollkommne Oberhaut sich bilde, wenigstens etwas sehr Gezwungnes hätte. Vielmehr müssen alle diese Erscheinungen, Bildung der Oberhaut, der Schleim- und Eiterkörperchen als Arten eines allgemeineren Prozesses betrachtet werden, in welchem sie ihre Erklärung finden.

Die Zellen mit Kernen und Kernen der Kerne (Kernkörperchen *Schwann*) sind nämlich nicht etwas der Oberhaut allein Eigenthümliches. Ganz ähnliche Elemente kennt man bereits im erwachsnen Körper auch in anderen Geweben, z. B. im Pigment, in den Nervenganglien und dem Gehirn, in der Flüssigkeit des *Graaf*'schen Bläschens, als Keimbläschen; im Parenchym der Leber (s. oben) und der sogenannten Blutgefäfsdrüsen (Milz, Thymus, Schilddrüse) habe ich sie kürzlich gefunden. Ich erinnere endlich an die Blutkörperchen, deren Zusammensetzung aus Kern und Schale und die Auflöslichkeit der letztern in Essigsäure *). Ganz allgemein aber kommen die kernhaltigen Zellen in früheren Lebensperioden vor, wie wir durch die Entdeckungen von *Schwann* über

*) Nach *R. Wagner* verhalten sich die Chyluskörnchen ebenso (s. *Vogel* a. a. O).

die Aehnlichkeit thierischer und pflanzlicher Gewebe (*Froriep's* Notizen. 1838. No. 91. 103. 112.) erfahren. Seinen Beobachtungen zufolge besteht sowohl das seröse, als auch das Schleimblatt der Keimhaut beim Beginn der Entwicklung nur aus solchen Zellen; die meisten Gewebe entwickeln sich sichtbar aus denselben, so dafs sie bei den thierischen Organismen, wie in der Pflanzenwelt, das Primäre, Gleichartige zu seyn scheinen, aus welchem sich dann durch einen, dem Auge wahrnehmbaren, aber in seinen Ursachen unerforschlichen Prozefs die ungleichartigen Gewebetheile entwickeln und sondern. Hier werden sie durch Verdickung und Verschmelzung ihrer Wände zu einer kompakten Substanz (Knorpel), hier verlängern sie sich zu Röhren und Fasern, dort endlich behalten sie die ursprüngliche Form oder verändern sie nur wenig und bleiben isolirt während des ganzen Lebens. Diesen Fall sehn wir bei der Oberhaut. Wie aber die Zellenbildung im Keim das Erste ist, so geschieht durch sie auch die Organisation aller neuen Produkte des thierischen Körpers. Sie erscheinen daher auch zuerst in dem organisirbaren, plastischen Exsudat auf der Oberfläche der Gewebe in der Entzündung oder auch ohne Entzündung, wenn die Regeneration im normalen Zustande beständig oder periodenweise Statt findet. Deshalb darf man erwarten, den kernhaltigen Zellen in *allen* Geweben bei der Regeneration zu begegnen, nicht nur in denjenigen, in welchen sie beharren, sondern auch in den Geweben, wo sie sich später zu anderen Elementargebilden umwandeln. Aus diesem Grunde möchte ich aber auch diese Zellen nicht überall Epitheliumzellen nennen. Könnte man denselben gleich anfangs ansehn, was aus ihnen werden soll, so hätte man allerdings ein Recht, sie hier als Epithelium-, dort Knorpel-, dort Zellgewebe-Zellen aufzuführen; da aber erst aus der vollendeten Entwicklung rückwärts auf ihre ursprüngliche, aber anfangs nur virtuelle Verschiedenheit geschlossen werden kann, so schlage ich den Namen „primäre Zellen" für dieselben vor. Die primären Zellen können also identisch mit Epitheliumzellen seyn, dafs sie es aber sind, erfahren wir erst aus ihrer ferneren Lebensgeschichte.

Die Regeneration erfolgt ohne oder durch Entzündung, und im letztern Fall, womit wir uns hier beschäftigen, entweder direkt, (per primam intentionem) oder indirekt, durch Eiterung. Die Regeneration oder Heilung per primam intentionem besteht, kurz ausgesprochen, in Bildung primärer Zellen, die sich alsobald in das Gewebe verwandeln, welches schliefslich die entzündete Fläche bedecken oder die entzündeten Flächen vereinigen soll. Wenn, nachdem die Oberhaut einer Fläche abgestofsen worden, die primären Zellen, die diese Fläche alsdann bedecken, unmittelbar wieder zu Oberhaut werden, so erfolgt die Regeneration direkt, per primam intentionem, und die primären Zellen waren schon Epitheliumzellen. Dasselbe erfolgt bei der eigentlich sogenannten Heilung der Wunden per primam intentionem; in der spärlichen, zwischen die Wundflächen ergofsenen Flüssigkeit, oder eigentlich auf den Wundflächen selbst erscheinen Zellen, und aus diesen bilden sich die Gewebe durch denselben Prozefs, wie bei der ersten Bildung. Die Regeneration des Zellgewebes kann man sehr gut an den kleinen Aderlafswunden studiren. Die

Schalen der primären Zellen verlängern sich nach einem oder beiden Polen, oder auch nach andern Stellen der Peripherie, ziehen sich dann in Fäden aus, treten mit den von anderen Zellen hervorgewachsenen Fäden zusammen und stellen die unreifen, durch die Kerne variкösen Fäden dar, die sich endlich (durch Resorption der Kerne?) in wahres Zellgewebe verwandeln (Vergl. über die erste Entwicklung des Zellgewebes *Schwann* a. a O. No. 103.). Alle diese verschiedenen Entwickelungsstufen sieht man leicht, wenn man Schnittwunden kürzere oder längere Zeit nach der Verklebung wieder aufreifst und die von den Wundflächen abgeschabte Substanz unter das Mikroskop bringt. Dafs die direkte Vereinigung gebrochener Knochen nach denselben Gesetzen Statt finde, läfst sich aus *Miescher's* schönen Beobachtungen mit ziemlicher Gewifsheit schliefsen, obgleich er die allerersten Vorgänge nicht beschrieben hat.

Bei der indirekten Regeneration oder der Heilung durch Eiterung wird zwar ein Theil der primären Zellen auf dieselbe Art, wie bei der direkten Vereinigung, allmählig in Zellgewebe, Knochen u. s. f. verwandelt, ein andrer Theil derselben aber wird ausgestofsen, und die ausgestofsenen primären Zellen oder Eiterkügelchen zeichnen sich zugleich durch die Eigenthümlichkeit aus, dafs ihre Kerne durch Essigsäure zerfallen. Mit einer gleichzeitig abgesonderten Flüssigkeit entleert, bilden sie Eiter; wenn die Menge der Flüssigkeit gering ist und gerinnt oder vertrocknet, bedecken sie als Krusten die entzündeten Flächen. Ob die organisirende Kraft des entzündeten Theils zu schwach sey, um alle primären Zellen in normale Substanz umzuwandeln, ob sie, gleichsam im Uebermuth, mehr primäre Zellen erzeuge, als zur Regeneration verwandt werden können, ob ferner die Eiterkörnchen unreife primäre Zellen, oder schon auf einer regressiven Metamorphose, auf dem Wege zur Zersetzung begriffne Zellen seyen: dies sind Fragen, die ich, obgleich sie nicht unlösbar scheinen, für jetzt unbeantwortet lassen mufs. Hier genüge einstweilen die Darstellung des Faktischen: In der obersten Schichte der Granulationen einer eiternden Wunde kommen Zellen vor, die den Eiterkörnchen gleichen, deren Kerne aber nicht durch Essigsäure zerfallen, also wahre primäre Zellen *); in einer etwas tiefern Lage ist der Kern dieser Zellen sehr deutlich, ihre Schale durch gegenseitigen Druck polygonal. *Wood* hat bereits auf ihre Aehnlichkeit mit Epitheliumzellen aufmerksam gemacht. Weiter in die Tiefe finden sich die Schalen der primären Zellen ebenso verändert und im allmähligen Uebergang zu Zellgewebefasern, wie in dem unreifen Zellgewebe des Embryo und der Wundflächen bei direkter Reunion. Erste Rudimente der Zellgewebefasern sind die länglichen, gekernten Körperchen, die *Güterbock* gesehn und mit den Epitheliumzylindern verglichen hat. Aus diesem Allem ergiebt sich zugleich, dafs die Bildung neuer Zellen an der Oberfläche der Granulationen vor sich geht, und die Verwandlung der Granulationen in Zellgewebe (Narbensubstanz) von der Tiefe der Wunde aus successive gegen die Oberfläche fortschreitet. Wenn die Granulationen

*) Selbst in der durch Hospitalbrand zerstörten Substanz der Granulationen finden sich diese primären Zellen unverändert und zerfallen nicht durch Essigsäure.

bis an die Körperoberfläche vorgeschritten sind, so werden die primären Zellen nicht mehr zu Zellgewebe, sondern zu Oberhaut. Dies ist der Prozeſs der Narbenbildung.

Aber nicht immer erfolgt die Regeneration und die Bildung der Narbe auf normale Weise. Abgesehn von den Geschwüren, so kann auch in eiternden Wunden die Bildung primärer Zellen entweder zu spärlich seyn oder luxuriirend, wenn zugleich die Kräfte, welche ihre Metamorphose in Substanz bedingen, auf abnorme Weise wirken. Im ersten Falle sondert die kranke Fläche einen dünnen, serösen Eiter, Jauche, ab, der nur wenige Eiterkügelchen enthält (es erklärt sich hieraus zugleich, warum die Dickflüssigkeit des Eiters, d. h. sein Reichthum an primären Zellen, als ein charakteristisches Zeichen des guten Eiters gelten muſs); im zweiten Falle bilden sich wucherndes Fleisch, Verdickungen der Häute, Pseudomembranen, wenn nämlich die primären Zellen sich nicht zur rechten Zeit in Epithelium umwandeln, sondern, gleichsam über die normale Grenze der organischen Fläche hinaus, fortfahren, Zellgewebe oder ein analoges Gewebe zu erzeugen. Dabei kann gleichzeitig auch Eiterung Statt finden, oder nicht. Wucherung, Verdickung oder, was als synonym gebraucht wird, Bildung von Pseudomembranen ohne Eiterung kömmt am häufigsten in Entzündungen seröser Häute vor. Nachdem das Epithelium derselben abgestossen, erscheinen auf ihrer Oberfläche und in dem ergoſsnen Faserstoff Schichten auf Schichten primärer Zellen, die sich wie die primären Zellen der Granulationen in Zellgewebe verwandeln. Hier hat schon *R. Froriep* (Klin. Kupfertafeln. 11. Lieferung. T. LXI.) die verschiedenen Entwicklungsstufen des Zellgewebes richtig dargestellt. Zu einer gewissen Zeit enthält, seiner Angabe zufolge, die plastische Exsudatschichte unregelmäfsige Körner, welche zum Theil nach einer oder beiden Seiten hin in dünne Fasern ausgezogen sind, und die Anfänge der neu sich bildenden zylindrischen Zellgewebefasern zu seyn scheinen. Die Bildung der Pseudomembranen in diesem Sinne (denn von der zufälligen Gerinnung exsudirten Faserstoffs zu hautartigen Stücken, wie bei Croup, ist hier nicht die Rede) ist also von der Bildung der Granulationen im Wesentlichen nicht verschieden.

Wie entstehn die Blutgefäfse in Granulationen und in dem Exsudat, welches getrennte Flächen verbindet? Sicherlich ebenso, wie in der Keimhaut. In der Keimhaut aber scheinen sie, wie ich aus *Schwann's* mündlichen Mittheilungen weifs, wieder aus einzelnen primären Zellen hervorzugehn, welche wachsen, sich durch ihren Inhalt gelblich, dann röthlich färben, zugleich an verschiednen Stellen der Peripherie hohle Fortsätze hervortreiben, welche zuletzt mit den ähnlichen Fortsätzen benachbarter Zellen zusammenstofsen, unter einander in Communikation treten, wodurch ein Gefäfsnetz über die ganze Keimhautfläche ausgebreitet wird. Das Wenige, was ich bis jetzt an Granulationen gesehn, und was zahlreiche Beobachtungen über die Form ihrer Blutgefäfse ermittelt haben, läfst sich mit dieser Annahme sehr wohl vereinigen. Sehr oft sah ich im Gewebe der Granulationen grofse, körnige, ovale Zellen, bis zu 0,011''' Durchmesser, und diese mitunter an beiden Enden in röhrige, spitz zulaufende Fortsätze ausgezogen. Essigsäure löste die Hülle dieser Zellen auf, der körnige Inhalt zerstob ungelöst und der Zellenkern blieb, gleichfalls ungelöst, zurück. Dies könnten wohl die ersten Anfänge der Blutbildung in Granulationen seyn. Dafs ferner die sichtbaren Blutgefäfse sowohl der Granulationen, als der Pseudomembranen in einzelnen Punkten entstehn, von diesen, als Centra aus, sich sternförmig ausbreiten, ehe sie sich zu einem zusammenhängenden Kapillarsystem und mit den Kapillargefäfsen der gesunden Theile verbinden, wird so einstimmig von allen Beobachtern angegeben, dafs man es nur für *möglich* zu halten braucht, um es auch für *erwiesen* zu halten.

Es ergiebt sich aus dem bisher Vorgetragnen, dafs es ebenso unstatthaft ist, die primären Zellen überall für Epitheliumzellen, als dieselben überall für Eiterkügelchen zu erklären. Das Letztere erwähne ich noch besonders in Beziehung auf eine jüngst von *Gluge* ausgesprochene Ansicht über die *Bright*'sche Krankheit (*Casper's* Wochenschrift 1837. p. 601 ff.) *Gluge* hält dieselbe für eine Entzündung der Rindensubstanz der Niere, weil sich Eiterkügelchen und die von ihm, wie von *Valentin* sogenannten Exsudatkugeln in derselben finden. Die Exsudat- oder Entzündungskugeln charakterisirt er als Kugeln von $\frac{1}{50}$ — $\frac{1}{30}$ Mm. und noch gröfserm Durchmesser, welche aus kleineren Kügelchen (von $\frac{1}{400}$ — $\frac{1}{500}$ Mm.) und einer weifslichen Substanz bestehn, die durch Essigssäure sich auflöst, worauf die Kügelchen sich zerstreuen. Diese Beschreibung ist genau genug, um zu erkennen, dafs *Gluge* die vergröfserten, und mit einer körnigen Substanz gefüllten primären Zellen meint, von denen so eben die Rede war; ich habe sie in gesunden Granulationen als Anfänge der Blutgefäfse betrachtet; es kommen aber auch ganz ähnliche in der Tuberkelmasse vor, und wie Fett und Pigment im normalen Zustande Contentum primärer, gekernter Zellen sind, so scheinen auch pathologische Substanzen zuerst innerhalb primärer Zellen abgelagert zu werden. *Valentin* beschreibt im eben erschienenen 2ten Hefte des 2ten Bandes seines Repertorium die Elemente des Markschwamms als variköse Fasern. Diese Fasern sind offenbar nichts anders, als ovale, mit ihrer Längenaxe aneinander gefügte Zellen, ganz ähnlich den Zellen des Epithelium der Gefäfse, und selbst der Kern derselben ist deutlich in der Abbildung zu unterscheiden. *Joh. Müller* hat bereits für die meisten Formen der Geschwülste nachgewiesen, dafs sie aus kernhaltigen Zellen zuerst sich bilden und der Uebergang dieser Zellen in Fasern nach derselben Regel erfolgt, wie bei der ersten Bildung der Zellgewebe- der Linsenfasern u. a. (Vgl. *Schwann* a. a. O.). Die gefüllten primären Zellen, aus denen die Tuberkeln bestehn, und die sich auch im Auswurfe Phthisischer wieder finden, werden durch Essigsäure so aufgelöst, dafs die Schale platzt, die kleinen im Innern enthaltnen Körnchen sich ergiefsen und ein blasser Zellenkern mit Kernkörperchen zurückbleibt, der schwer zu sehn ist, aber doch leicht gefunden wird, wenn man ihn sucht. Ebenso verhalten sich die sogenannten Exsudationskugeln der von Morbus *Brightii* affizirten Nieren. Zu einer gewissen Zeit entsteht in Tuberkeln, wie in fast allen Geschwülsten, Entzündung; die Eiterkügelchen bilden sich an einzelnen Punkten in dichten Haufen, die Haufen fliefsen zusammen. Dies ist der Prozefs der Erweichung der Tuberkeln, der entweder im Innern oder am äufsern Umfange beginnt. Es könnte also die eigenthümliche Granulation der Nieren, wenn man nur das mikroskopische Verhalten erwägt, ich will nicht sagen mit gröfserm, aber doch mit eben so viel Recht als infiltrirte Tuberkelkrankheit angesprochen werden. Wir wollen aber bekennen, dafs die Untersuchung, mittelst des Mikroskops allein, überhaupt nicht ausreiche, und dafs eine genauere Erforschung des ganzen Verlaufes der Krankheit und ebenso der allmähligen Entwicklung ihrer örtlichen Erscheinungen nothwendig sey, ehe wir uns über die Natur des Krankheitsprozesses ein Urtheil zutrauen dürfen.

Erklärung der Abbildungen.

Ich habe keinen Versuch gemacht, den Charakter der dargestellten Gegenstände wiederzugeben, sondern nur ihre Form, gleichsam schematisch, dargestellt, als Erläuterung der Beschreibung.

Fig. 1. Die Zellen des Pflasterepithelium, isolirt, um das allmählige Breiterwerden und Abplatten der Zellen zu zeigen. *a.* Aus der untersten der Mucosa oder Cutis zunächst liegenden Schichte, *b. c.* aus mittleren Schichten, *d.* aus der obersten, abgeschuppten oder zur Abschuppung reifen Schichte. Die Zellen *c.* und *d.* sind zugleich dargestellt, wie sie auf der Kante erscheinen.

Fig. 2. Pflasterepithelium, von der Fläche gesehn. *a.* Von einer serösen Haut, oder der tiefsten Lage einer Schleimhaut oder der äufsern Haut. *b.* Oberste Lage der Cutis und Mucosa mit geschichtetem Epithelium.

Fig. 3. Pflasterepithelium, vertikaler Durchschnitt.

Fig. 4. Uebergangsform.

Fig. 5. Zylinderepithelium.

Fig. 6. Flimmerepithelium. Fig. 4—6 auf dem vertikalen Durchschnitt.

Fig. 7. Zylinder- und Flimmerepithelium, parallel der Schleimhautfläche, von oben gesehn.

Fig. 8. Schleim- und Eiterkügelchen.

Fig. 9—12. Successive Veränderungen derselben durch Essigsäure.

Fig. 13. Die ihres Epithelium beraubte, zusammengefaltete Schleimhaut der Trachea sammt der Tunica nervea.

Fig. 14. Gefüllte primäre Zellen, aus Tuberkeln.

Fig. 15. Uebergänge primärer Zellen in Zellgewebe, aus Granulationen.

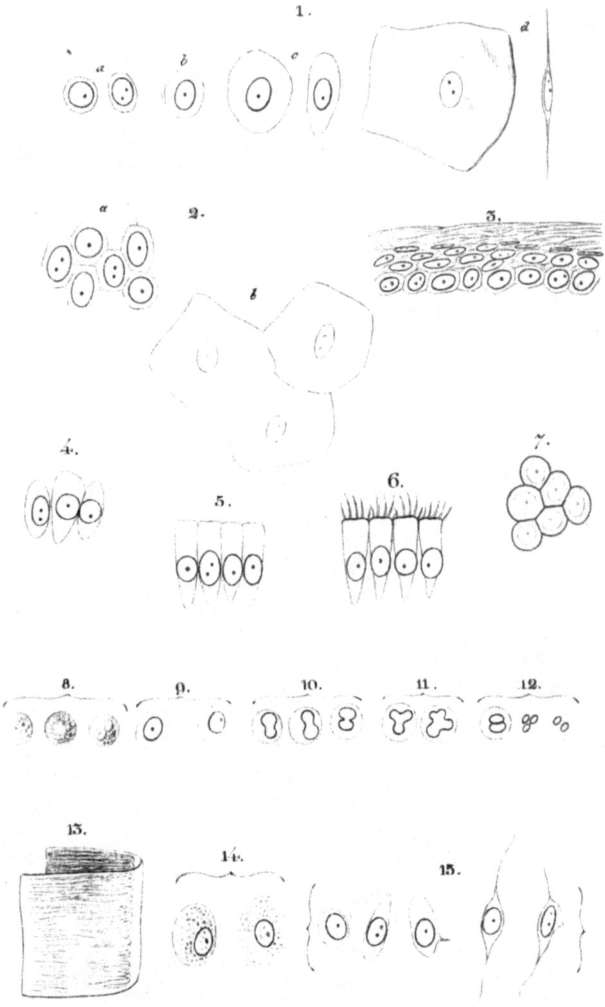

C. Guhand sc.

MIX
Papier | Fördert
gute Waldnutzung
FSC® C083411

Zeitfracht Medien GmbH
Ferdinand-Jühlke-Straße 7
99095 Erfurt, Deutschland
produktsicherheit@kolibri360.de